Fixierungen vermeiden

Michael Thomsen

Fixierungen vermeiden

Alternativen zu freiheitsentziehenden Maßnahmen in der Pflege

2. Auflage

Mit 25 Abbildungen

Unter Mitarbeit von Tamara Bachler

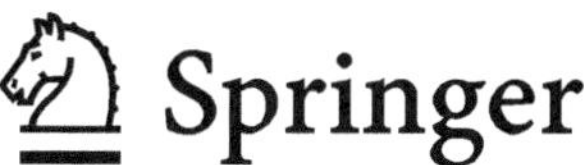

Michael Thomsen
Bissendorf, Deutschland

ISBN 978-3-662-57551-2   ISBN 978-3-662-57552-9   (eBook)
https://doi.org/10.1007/978-3-662-57552-9

Die Deutsche Nationalbibliothek verzeichnet diese Publikation in der Deutschen National-
bibliografie; detaillierte bibliografische Daten sind im Internet über http://dnb.d-nb.de
abrufbar.

Ursprünglich erschienen unter dem Titel: Fixierungsvermeidung bei Books on Demand
(Norderstedt 2015)

Fotonachweis Umschlag: © Sandor Kacso, Adobe Stock (Symbolbild mit Fotomodell)
Umschlaggestaltung: deblik Berlin

Springer ist ein Imprint der eingetragenen Gesellschaft Springer-Verlag GmbH, DE und ist
ein Teil von Springer Nature
Die Anschrift der Gesellschaft ist: Heidelberger Platz 3, 14197 Berlin, Germany

Vorwort

Im Rahmen vieler Verfahrenspflegschaften im Zusammenhang mit der Frage nach der Fixierungsvermeidung stellen sich oft ähnliche Fragen. Hinsichtlich der Zusammenarbeit von Verfahrenspflegern mit den beruflich Pflegenden in stationären Pflegeheimen ergeben sich immer wieder ähnlich geartete Kommunikationsschwierigkeiten, die weniger dem Bildungs- oder Wissenshintergrund der Beteiligten als vielmehr einer unterschiedlichen Terminologie geschuldet sind.

Als Verfahrenspfleger kenne ich insbesondere die pflegerische Seite sehr gut, nachdem ich sowohl im Krankenhaus als auch in der stationären Altenhilfe lange Jahre Erfahrungen machen und auf unterschiedlichen Hierarchieebenen arbeiten durfte. Vor dem Hintergrund dieser Erfahrungen in beiden Bereichen, Pflegekraft bzw. Pflegedienstleitung einerseits und Verfahrenspfleger andererseits, habe ich versucht beide Seiten bei dem gemeinsamen Versuch, Fixierungen weitestgehend zu vermeiden, zu würdigen und die jeweiligen Sprachebenen der Branchen zur Deckung zu bringen.

Das Buch eignet sich also sowohl für Verfahrenspfleger in Deutschland als auch für interessierte Pflegekräfte, die ihr Wissen und ihre Kompetenzen im Hinblick auf Fixierungsvermeidung und Umgang mit Verfahrenspflegern erweitern möchten.

Das Buch soll die verschiedenen Aspekte der Fixierungsvermeidung und insbesondere die Rollen der Pflegenden und der Verfahrenspfleger deutlicher hervorheben. Ein lohnenswertes Ziel kann es sein, dass in Zukunft sowohl Pflegende als auch Verfahrenspfleger eine Sprache verwenden, die einen besseren Zugang zum Problemlösungsprozess im Zuge einer Verfahrenspflegschaft eröffnen. Das vorliegende Buch will dazu einen Beitrag leisten.

Das Buch bezieht sich, was den juristischen Hintergrund betrifft, vor allem auf die bundesdeutsche Pflegerealität. Allerdings dürften die Leser aus der Schweiz und aus Österreich auch von den vielen Fallbeispielen und den Alternativen zur Fixierungsvermeidung profitieren. So gibt es meines Wissens in den beiden Ländern keine Verfahrenspflegschaften für Fälle freiheitsentziehender Maßnahmen. Gleichwohl soll das Buch auch diesen Lesern zahlreiche Impulse und Ideen zur Vermeidung von freiheits- oder bewegungseinschränkenden Maßnahmen geben.

Ich möchte das Themenfeld im Wesentlichen auf die Phänomene Sturzgefahr und Hinlauftendenz reduzieren und die Fragen und möglichen Bedarfe in Richtung geschlossener Unterbringung weitestgehend ausklammern. Nach der ersten Auflage habe ich dieser zweiten, erweiterten und ergänzten Ausgabe weitere Fallbeispiele aus meiner praktischen Erfahrung als Verfahrenspfleger hinzugefügt.

Ich verzichte angesichts der selten verwendeten Abkürzungen auf ein Abkürzungsverzeichnis. Lediglich für „freiheitsentziehende Maßnahmen" erlaube ich mir die übliche Abkürzung FEM.

Während im Pflegebereich das Wort „Bettseitenteil" verwendet wird, sprechen die Gerichte oft von „Bettgittern". Ich erlaube mir diese Begriffe weitestgehend synonym zu verwenden, werde aber mehrheitlich den Begriff „Bettseitenteil" verwenden. Zur besseren Lesbarkeit habe ich, soweit nicht eine geschlechtsneutrale Formulierung möglich erschien, im Wesentlichen die männliche Form verwandt, wofür ich die Leserinnen um Verständnis bitte.

Die im Text bzw. am Ende der Kapitel enthaltenen externen Links sind bis zur Angabe der Abrufung eingesehen worden. Auf spätere Veränderungen hatte ich, soweit geschehen, keinen Einfluss.

Danksagung

Dieses Buch ist nur möglich geworden, weil mich Menschen beraten, begleitet und mir geholfen haben. Es ist also nicht mein Verdienst allein, sondern ich bin an dieser Stelle zu großem Dank verpflichtet.

So verdanke ich Ralph Chauvistré einen großen Teil des Wissens, das auch mit diesem Buch transportiert werden soll. Ohne seine Kommentare und seine tolle Weiterbildung zum Verfahrenspfleger und seine Impulse wäre ich niemals auf die Idee gekommen, aus meiner Praxis als Verfahrenspfleger ein Buch zu extrahieren.

Ferner verdanke ich Michael Jüttner vor allen Dingen einen verständigeren Blick auf die juristischen Aspekte der Fixierungsvermeidung.

Ein weiterer Dank geht an Andreas Schnellen, der mich bei der ersten Auflage tatkräftig unterstützt hat und ohne den ich nie Bücher geschrieben oder veröffentlicht hätte.

Und dankbar bin ich natürlich dem Springer-Verlag in Person von Frau Eichhorn, deren Zuspruch und Ratschlag mir halfen, notwendige Feinschliffe vorzunehmen. Auch freue ich mich über den Gastbeitrag von Frau Tamara Bachler, der es gelungen ist, die wesentlichen Aspekte der Gesetzgeber in der Schweiz, in Österreich und in Deutschland zum Themengebiet auf den Punkt zu bringen und so einen guten Vergleich und Überblick möglich gemacht hat.

Ein besonderer Dank gilt meiner Frau, die nie nachlässt und mir den Rücken frei hält, damit ich mich dem Luxus des Buchschreibens widmen kann.

Michael Thomsen
im August 2018

Inhaltsverzeichnis

Über den Autor

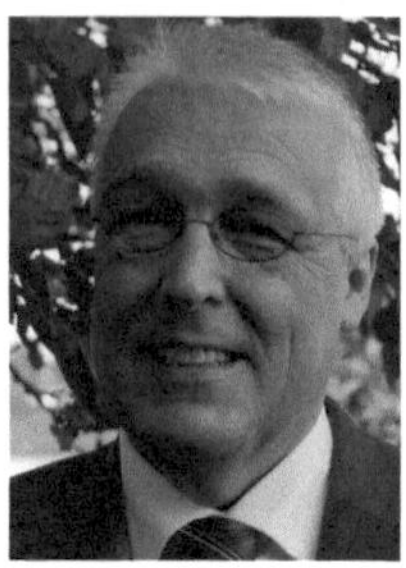

© Thomsen

Michael Thomsen
geboren 1957, ist seit 1998 Fachkrankenpfleger für Geriatrische Rehabilitation mit langjähriger Praxiserfahrung in der Kranken- und Altenpflege und ausgebildeter Heimleiter mit Führungserfahrung als Pflegedienstleiter mit Heimleitungsaufgaben (2001–2009). Seit 2012 arbeitet er freiberuflich als Verfahrenspfleger für verschiedene Amtsgerichte.

In Kap. 3 wirkte Frau Dr. Tamara Bachler mit. Sie ist Medizinjuristin in Wien.

Freiheitsentziehende Maßnahmen vermeiden – eine pflegerische Herausforderung

© Springer-Verlag GmbH Deutschland, ein Teil von Springer Nature 2019
M. Thomsen, *Fixierungen vermeiden,* https://doi.org/10.1007/978-3-662-57552-9_1

Freiheitsentziehende Maßnahmen (FEM) bedeuten für die Betroffenen immer eine eklatante Einschränkung ihrer Lebensqualität. Betroffen ist in erster Linie natürlich derjenige, dem die Freiheit entzogen wird. Aber auch diejenigen, die die entsprechenden Entscheidungen treffen oder die angeordneten Maßnahmen durchführen müssen, sind in besonderer Weise herausgefordert. Viele Pflegekräfte empfinden freiheitsentziehende Maßnahmen als Belastung. Im Rahmen pflegerischer Betreuung obliegen den Pflegekräften vielfältige Sorgfaltspflichten, die nicht erst bei der korrekten Durchführung von freiheitseinschränkenden Maßnahmen beginnen, sondern bereits sehr viel früher im Pflegeprozess. Bereits bei der Einschätzung der Risiken, z. B. des Sturzrisikos, werden die ersten Weichen gestellt.

Die Hauptaufgabe von Pflegkräften besteht jedoch darin, die jeweiligen Pflegesituationen individuell und auf den Patienten oder Bewohner abgestimmt zu gestalten, sodass ein Höchstmaß an Zufriedenheit und Wohlbefinden für alle Beteiligten erreicht wird. Grundvoraussetzungen dafür sind ein gutes Assessment und eine funktionierende Besprechungskultur. Das bedeutet insbesondere, dass im Pflegeteam nicht nur die möglichen Risiken identifiziert werden, sondern darüber hinaus, dass das (herausfordernde) Verhalten von pflege- und hilfebedürftigen Menschen richtig gedeutet wird. Hier ist das gesamte Team gefragt, da Beurteilung und Bewertung eines Einzelnen dem Pflegebedürftigen häufig nicht gerecht werden. Dazu bedarf es aber neben veränderten Rahmenbedingungen in Form von verbesserter Personalausstattung vielfach auch einer neuen Pflegekultur.

Freiheitsentziehende Maßnahmen bedürfen in Deutschland des Nachweises der Notwendigkeit und der richterlichen Genehmigung. Pflegende brauchen also Begründungskompetenz und Kenntnisse der Rechtslage.

Denn es gilt Strafgesetzbuch § 239 Freiheitsberaubung:

> „(1) Wer einen Menschen einsperrt oder auf andere Weise der Freiheit beraubt, wird mit Freiheitsstrafe bis zu fünf Jahren oder mit Geldstrafe bestraft.
>
> (2) Der Versuch ist strafbar.
>
> (3) Auf Freiheitsstrafe von einem Jahr bis zu zehn Jahren ist zu erkennen, wenn der Täter
>
> 1. das Opfer länger als eine Woche der Freiheit beraubt oder

> 2. durch die Tat oder eine während der Tat begangene Handlung eine schwere Gesundheitsschädigung des Opfers verursacht."

Rechtslage

Das Bewusstsein bezüglich freiheitseinschränkender Maßnahmen hat sich zwar in den letzten Jahren innerhalb der Pflegebranche deutlich verändert, aber im Wesentlichen wurde bisher die Problematik freiheitsentziehender Maßnahmen von außen an die Heime herangetragen, wenn Prüfinstanzen die Rechtfertigung infrage stellten und Gerichte über den Betreuer die Genehmigung der entsprechenden Maßnahmen einforderten. So sind sehr wahrscheinlich die allermeisten freiheitsentziehenden Maßnahmen amtsrichterlich genehmigt, die Dunkelziffer dürfte aber immer noch hoch sein.

Zuletzt hat die Initiative des Werdenfelser Wegs diese extern angestoßene Vorgehensweise gekennzeichnet. So setzen die Gerichte in Deutschland gezielt Verfahrenspfleger ein, die im Falle einer vom Betreuer oder dem Vorsorgebevollmächtigten beantragten Genehmigung auf die Einrichtung schauen und im Sinne des Werdenfelser Wegs versuchen, freiheitsentziehende Maßnahmen zu überprüfen und zu einer gemeinsam getragenen Entscheidung zu gelangen, der das Gericht folgen kann.

Werdenfelser Weg

Grundlage dieser Vorgehensweise ist das „Gesetz über das Verfahren in Familiensachen und in den Angelegenheiten der freiwilligen Gerichtsbarkeit" (FamFG), hier der Paragraph 317.

> (1) Das Gericht hat dem Betroffenen einen Verfahrenspfleger zu bestellen, wenn dies zur Wahrnehmung der Interessen des Betroffenen erforderlich ist. Die Bestellung ist insbesondere erforderlich, wenn von einer Anhörung des Betroffenen abgesehen werden soll.

Rechtsgrundlage

Jedoch ist das Vermeiden freiheitsentziehender Maßnahmen eine Kernaufgabe und ein zentrales Anliegen der professionellen Pflege und sollte bereits strukturell angelegt sein. Neben den Ergebnissen der Redufix-Studie hat vor allem der Werdenfelser Weg dazu beigetragen, Denkroutinen der Pflege aufzubrechen. Die Häufigkeit der Anwendung von freiheitsentziehenden Maßnahmen schwankt – wie die Redufix-Studie gezeigt hat – erheblich von Pflegeeinrichtung zu Pflegeeinrichtung. Es gibt Heime, in denen nahezu 60 % der Bewohner (in der Regel mit

1

richterlicher Genehmigung) in irgendeiner Weise in ihrer Bewegungsfreiheit eingeschränkt sind.

Hingegen fehlen fast durchgängig Belege für einen Zusammenhang zwischen Merkmalen der Personalausstattung und der Prävalenz von FEM. Die Häufigkeit von FEM scheint dabei nicht so sehr mit institutionellen Faktoren wie der Anzahl der Pflegekräfte und auch der Qualifikationsstruktur des Personals oder der Zusammensetzung des Klientels zusammenzuhängen, als vielmehr in vielen Fällen ein Problem der Leitungen zu sein. Die Daten zu Häufigkeit und Dauer von FEM zeigen, dass diese Maßnahmen eher routinemäßig und nicht auf der Grundlage einer systematisch und individuell abwägenden Entscheidungsfindung eingesetzt werden. Und genau da muss angesetzt werden: Die Häufigkeit von FEM in stationären Einrichtungen ist durch Interventionen der Leitungen durchaus beeinflussbar.

Zusammenhänge erkennen

Fazit
Die Vermeidung von Freiheits- und Bewegungseinschränkungen ist Herausforderung und Kernaufgabe professioneller Pflege.

Fazit

1.1 Das fixierungsfreie Heim als Qualitätsmerkmal

Eine geringe Anzahl von Bewohnern, die eine körpernahe Bewegungseinschränkung erfahren, ist zweifelsohne ein Qualitätsmerkmal für ein Pflegeheim. Je weniger Menschen in ihrem Bewegungsdrang aktiv eingeschränkt werden, desto wahrscheinlicher ist, dass das Heim insgesamt einem hohen Qualitätsstandard entspricht. Eine Quote unterhalb von fünf Prozent fixierter Bewohner dürfte eine Kennzahl darstellen, die zu erwartenden Qualitätsansprüchen genügt. Denn nicht immer und in jedem Fall wird man darauf verzichten können, freiheits- oder bewegungseinschränkende Maßnahmen ergreifen zu müssen.

In diesem Zusammenhang können zwei verschiedene Formen von Bewegungseinschränkung differenziert werden. Von intrinsischer Bewegungseinschränkung spricht man, wenn diese auf eine Erkrankung oder eine körperliche Behinderung zurückzuführen ist. Extrinsisch sind hingegen solche Formen der Bewegungseinschränkung, die durch äußere Umstände oder durch Gewaltanwendung anderer Personen und gegebenenfalls unter Zuhilfenahme von Materialien erfolgen.

Formen von Bewegungseinschränkung

Allerdings gibt es spezialisierte Heime, zu deren Klientel überproportional viele psychisch kranke Menschen oder ehemalige Patienten psychiatrischer Kliniken gehören. Bei manchen Patienten reichen auch pharmakologische Therapien nicht aus, um neben dem subjektiven Leidensdruck auch Fremd- und Selbstgefährdungen auf ein vertretbares Maß zurückzufahren. Bei einem eher durchschnittlichen Klientel der meisten Heime sollte aber ein fast fixierungsfreies Heim möglich sein. Gleichwohl zeigt sich ein steigender Bedarf an Heimen oder Unterbringungsformen, die auf besonders herausfordernde Verhaltensweisen von psychisch kranken oder dementen Menschen spezialisiert sind. Dieser Bedarf wird leider bislang nicht im ausreichenden Maß gedeckt und stellt gewissermaßen eine Marktlücke dar.

Dabei muss eine Maßnahme zur Sturzprophylaxe wie das Erhöhen von Bettseitenteilen nicht in jedem Fall eine freiheits- oder bewegungseinschränkende Maßnahme darstellen, sondern kann unter pflegefachlichen Gesichtspunkten als angemessen und zielführend gesehen werden. Jeder Fall ist anders gelagert und es ist lohnenswert, die jeweiligen Einzelumstände genau zu analysieren und zu bewerten.

> Ein „fixierungsfreies" Heim muss also nicht ein Heim sein, in dem es keine Vorrichtungen für spezielle Risiken gibt. Entscheidend bleiben die gemeinsame Bewertung des Falls und die passgenaue Lösung des Problems, zu dem sich alle Beteiligten bekennen mögen.   Merke

1.2 Fixierungen vermeiden ist Leitungsaufgabe

Das Vermeiden freiheitsentziehender Maßnahmen ist ein Gebot der pflegerischen Fachlichkeit einerseits und eine zentrale Aufgabe der Leitungen in den Heimen andererseits. Hierbei stehen aber nicht nur die korrekte Anwendung von Techniken oder die kommunikativen Kompetenzen im Vordergrund, sondern entscheidend ist, die Haltung von Mitarbeitern und Leitungen nachhaltig zu verändern.

Allerdings stecken viele Einrichtungen in einer Zwickmühle von unzureichenden Rahmenbedingungen und einem enormen wirtschaftlichen Druck auf der einen Seite und den höchsten Ansprüchen im Hinblick auf die Qualität ihrer Dienstleistungen entsprechend der

Rahmenverträge nach § 75 SGB XI bei ständigem Rechtfertigungsdruck gegenüber Justiz, Öffentlichkeit und externen Prüfinstanzen auf der anderen Seite. In einem ersten Schritt erscheint es daher sinnvoll, die Leitungen der Einrichtungen mit Bezugnahme auf positiv verlaufene Beispiele und erfolgreiche Referenzeinrichtungen im Sinne eines Benchmarkings für das Thema zu sensibilisieren. Beim Benchmarking könnten Heimbetreiber ihre Einrichtungen unter anderem anhand von Kennzahlen miteinander vergleichen lassen, um einen Anreiz zur Verbesserung zu erhalten.

Jede freiheitseinschränkende Maßnahme muss sich der Betreuer oder Vorsorgebevollmächtigte des Bewohners als gesetzlicher Vertreter vom zuständigen Amtsgericht genehmigen lassen, was sie häufig nicht wissen. Sie müssen also im Bedarfsfall von professionellen Pflegekräften darüber aufgeklärt werden. Zu diesen Maßnahmen zählen neben der Unterbringung in geschlossenen Abteilungen einer Pflegeeinrichtung und körpernaher wie körperferner Fixierungen auch medikamentöse Interventionen, die vornehmlich auf die Manipulation der Beweglichkeit abzielen. In diesem Zusammenhang sei darauf hingewiesen, dass bei Arztvisiten angeordnete Medikationen stets auch den Betreuern und gesetzlichen Vertretern zur Einwilligung bekannt gemacht werden müssen. Bestehen Zweifel dahingehend, dass hier vornehmlich bewegungseinschränkende Wirkungen oder Nebenwirkungen des Medikaments (in der Regel Psychopharmaka) im Vordergrund stehen, sollten die Bevollmächtigten und Betreuer auch auf die Genehmigungspflicht durch das Amtsgericht aufmerksam gemacht werden. Dies wird häufig nicht bedacht oder übersehen.

Der Betreuer muss sich stets und immer am subjektiven Willen des Betreuten orientieren, also daran, wie sich der Betroffene ohne die Auswirkungen seiner Krankheit selbst entschieden hätte. In manchen Fällen können Patientenverfügungen Entscheidungssicherheit geben. Würde der Betroffene größeren Wert auf Bewegungsfreiheit legen als auf Sicherheits- und Schutzaspekte, die korrespondierenden Risiken also schon im Vorfeld als geringwertiger ansehen, müsste alles geprüft werden, was möglich ist, um eben diesem Willen zu entsprechen.

Sieht der Betroffene die Sicherheitsaspekte als leitend an, was sich beispielsweise darin abbilden kann, dass er schon zu Zeiten der Einwilligungsfähigkeit schriftlich einer Bewegungseinschränkung – wie das Hochziehen von Bettseitenteilen – zugestimmt hatte, dann stünde eingetretener

Einwilligungsunfähigkeit die Beobachtung und Bewertung des tatsächlichen Verhaltens im Vordergrund, das von der ursprünglichen Absichtserklärung durchaus abweichen kann.

Aufgabe der Leitung in stationären Pflegeeinrichtungen ist es im konkreten Fall, bei der Ermittlung des Bewohner- oder Patientenwillens organisatorische Rahmenbedingungen auszubilden und in Dialog mit den Bevollmächtigten und Betreuern zu treten.

Rahmenbedingungen schaffen

Für Pflegende stellt es eine Herausforderung dar, Entscheidungen für andere, hilfsbedürftige Menschen zu treffen. Die Pflegenden machen sich die Entscheidung über die Anwendung von FEM nicht leicht. Sie sind in der Regel auch die eigentlichen Initiatoren freiheitseinschränkender Maßnahmen und Beurteiler der Gefahrensituationen. Leitungskräfte treten dann bei kritischen Fällen mit dem Hinweis auf die „Notwendigkeit" freiheitsentziehender Maßnahmen, manchmal begrifflich getarnt als „Schutzmaßnahme", immer wieder an die Betreuer oder Vorsorgebevollmächtigten heran und lassen sich ihre „Pflegemaßnahme" absegnen. Die Einrichtung argumentiert in der Regel mit den Sorgfaltspflichten des Pflegepersonals. Eine differenzierte Fallprüfung oder spätere Evaluation sollte aber in jedem Fall erfolgen, damit sich keine unreflektierten Routinen einschleichen.

Eine Mischung aus unreflektierter Fürsorglichkeit und irrationalen Ängsten im Hinblick auf Haftungsfragen, die infolge aufgebauschter Worst-case-Szenarien aufkamen, hat häufig den Alltag beherrscht. Routine-Risiken der Einrichtung vernebelten den Blick auf die realistische Einschätzung der Risiken. Überall lauerte die bestandsgefährdende Katastrophe. Im Zuge des Werdenfelser Wegs fassten viele Heime wieder Mut, ihre Praxis ganzheitlich zu betrachten und kritisch zu reflektieren.

Die möglichen Gründe für bestimmte Verhaltensweisen von Bewohnern wie Hinlauftendenzen, Gewalttätigkeiten oder innere Unruhe wurden möglicherweise nicht ausreichend reflektiert, sondern rasch als Ausdruck der Grunderkrankung pauschalisiert, u. U. ohne auf individuelle Besonderheiten zu schauen. Wenn es infolge der Immobilisierung durch bewegungseinschränkende Maßnahmen bei Bewohnern zu den klassischen Pflegeproblemen – Dekubitus, Kontrakturen, Pneumonie, Inkontinenz etc. kam –, dann wurde der mögliche Trigger in manchen Fällen übersehen und die Abwärtsspirale im Allgemeinzustand des Bewohners eher einer unumkehrbaren Entwicklungslogik der medizinischen Diagnosen (Demenz, Schlaganfall, Parkinson) zugeschrieben.

1

Der Betreuer kann zwar der Maßnahme zustimmen oder sie ablehnen, aber in den meisten Fällen und erst recht im Zweifel ist er gut beraten, beim Vormundschaftsgericht entsprechend § 1906 Abs. 4 BGB einen **Antrag auf Genehmigung** zu stellen. Zustimmen vor allem dann, wenn er selbst Sicherheitsaspekte als Primat, also vorrangig, für Wohlbefinden ansieht und höher bewertet als Freiheitsaspekte.

Maßnahme genehmigen lassen

Wenn kein Betreuer für den Bewohner der Einrichtung eingesetzt ist, dann wird geprüft, ob eine **Vollmacht zum Thema freiheitsentziehende Maßnahmen** vorliegt. Ist das nicht der Fall und der Bewohner ist zum Beispiel aufgrund einer fortgeschrittenen Demenzerkrankung nicht „einwilligungsfähig", wird das Verfahren für die Einrichtung einer Betreuung in Gang gesetzt. Wenn kein Betreuer bestellt oder dieser an der Erfüllung seiner Aufgaben verhindert ist, kann das Betreuungsgericht auf Anregung, z. B. des behandelnden Arztes, ausnahmsweise gemäß § 1846 BGB von sich aus tätig werden.

Vollmacht

Aktuell gehen die Gerichte vermehrt dazu über, in vielen Fällen einen Verfahrenspfleger zu bestellen, um die Notwendigkeit einer Fixierung überprüfen zu lassen. Die Erfahrungen mit Verfahrenspflegern zur Vermeidung fixierender Maßnahmen haben in den letzten Jahren gezeigt, dass sehr viel seltener als gedacht freiheitseinschränkende Maßnahmen erforderlich sind, da die Alternativen nicht systematisch und hinreichend geprüft wurden. Dabei sind Fachkenntnisse und mehr noch Erfahrungen bezüglich medizinischer und pflegefachlicher Fragestellungen zwar nicht für jeden Fall, aber für die meisten Fälle sehr hilfreich und empfehlenswert.

Verfahrenspfleger

> **Neben der Arzthilfsassistenz und der Prävention ist Pflege eben auch ein Beruf, in dem das hermeneutische Fallverstehen, die individuelle Betrachtung des Einzelfalls im Pflegeteam, eine Kernkompetenz darstellen.**

Merke

1.2.1 Externe Prüfinstanzen der Heime

Kommt der Verfahrenspfleger zusammen mit den am Verfahren Beteiligten zu dem Ergebnis, dass eine entsprechende Maßnahme notwendig oder alternativlos ist, wird diese vom Richter in aller Regel genehmigt. Wenn festgestellt wird, dass die vorgeschlagene Maßnahme zur

Freiheits- oder Bewegungseinschränkung nicht notwendig, überprotektiv, unverhältnismäßig oder gar unangemessen ist, wird das Gericht die Maßnahme nicht genehmigen.

Stellt das Gericht fest, dass es sich um eine notwendige Maßnahme handelt, kann es in Einzelfällen aber auch beschließen, dass eine richterliche Genehmigung *nicht* erforderlich ist. In solchen Fällen sind Personen betroffen, die Bewegungen gar nicht mehr bewusst und zielgerichtet oder überhaupt durchführen können. Im Schadensfall oder im Falle einer externen Überprüfung kann sich die Einrichtung auf eben diesen richterlichen (Negativ-)Beschluss berufen.

Bei externen Prüfungen durch die Heimaufsicht oder den Medizinischen Dienst der Krankenkassen (MDK) fragen die Prüfer gezielt danach, ob die jeweilige bewegungs- oder freiheitseinschränkende Maßnahme die Einwilligung des Betroffenen findet oder die Anordnung des Betreuers richterlich genehmigt ist. Vor diesem Rechtfertigungshintergrund werden Heime zusammen mit dem Betreuer *immer* im Vorfeld das Amtsgericht einbeziehen *müssen,* und zwar auch in solchen Fällen, in denen eine absolute Bewegungsunfähigkeit vorliegt oder der betroffene Bewohner gar nicht regelmäßig und/oder dauerhaft fixiert wird. Denn auch für diese Fälle ist den Prüfinstanzen der **Negativ**bescheid, dass nämlich eine richterliche Genehmigung *nicht* erforderlich ist, vorzulegen. Paradox ist an dieser Stelle nur, dass die Gerichte dafür auf ein ärztliches Attest oder ein Gutachten zurückgreifen müssen, da nicht Richter, sondern nur Mediziner hierzu Stellung beziehen und die Sachlage beurteilen können.

Eine Verfahrenspflegschaft ist demnach für die betroffene Einrichtung immer von Vorteil, da im Rückgriff auf amtsrichterliche Genehmigungen oder Nichtgenehmigungen wie auch im Falle eines nachträglich eintretenden Schadensfalls Prüfinstanzen wesentlich gelassener reagiert, weil auf die richterliche Genehmigung verwiesen werden kann. Liegt keine Fahrlässigkeit vor, sind Regressansprüche von Seiten der Krankenkassen ohne Aussicht auf Erfolg.

Der Negativbescheid entlastet zwar die Pflegeheime von bürokratischer Tätigkeit, da nunmehr nicht nach Ablauf der Genehmigungsfrist ein erneuter Antrag gestellt werden muss, dennoch müssen die Beteiligten, allen voran der Betreuer und die Pflegekräfte, regelmäßig prüfen, ob die Grundlagen des Negativbescheids weiter fortbestehen. Es ist zum Beispiel durchaus denkbar, dass ein Patient aus dem

Externe Prüfungen

Koma erwacht oder im Zuge einer Rehabilitationsmaßnahme wieder zielgerichtete Bewegungen durchführen kann.

> **Nicht immer ist eine sichernde und damit die Bewegung einschränkende Maßnahme amtsrichterlich genehmigungspflichtig.**

1.3 Fortbildungsbedarfe

Pflegedienstleitungen können im Vorfeld dafür sorgen, dass vermeidbare Fixierungen unterbleiben, und dies z. B. in einer Dienstanweisung verfügen beziehungsweise mögliche Verfahren der Risikoeinschätzung, der Einbeziehung von weiteren Beteiligten, der Durchführung und der Evaluation im Qualitätsmanagement-Handbuch festlegen.

Weit wichtiger erscheint jedoch, auf eine Veränderung der Sichtweise der Mitarbeiter hinzuwirken und die **Schulung** der Mitarbeiter zu intensivieren. Im Zuge des Werdenfelser Wegs und des Redufix-Projekts hat sich gezeigt, dass eine gute Fortbildung der Mitarbeiter vielfach neue Möglichkeiten der Gefahrenabwehr eröffnen und so eine Fixierung häufig vermieden werden kann. Darüber hinaus erweisen sich erfahrungsgemäß Pflegende in Fallbesprechungen zunehmend als Experten entsprechender Problemlösung und der Beziehungsgestaltung.

Auch im Zuge der Einarbeitung neuer Mitarbeiter sollte auf eine Einweisung zu den entsprechenden Standards geachtet werden. Darüber hinaus müssen genügend **Alternativhandwerkzeuge** zur Vermeidung von Fixierungen, z. B. Gehwagen oder Kontaktmatten, durch die Einrichtung zur Verfügung gestellt werden. Denn die Pflegemitarbeiter müssen natürlich auf Utensilien zurückgreifen können, mit denen sie experimentieren oder Lösungsvorschläge im Rahmen von Fallbesprechungen erproben können, da sonst die Motivation leiden könnte.

Vor allem ist eine **personzentrierte Haltung,** die das Erleben des betroffenen Bewohners im Blick behält, eine absolute Grundvoraussetzung. Wertschätzende Kommunikationsformen (Validation) können über regelmäßige Fortbildungen und Bewohner- oder Fallbesprechungen verankert werden, anhand derer z. B. ein Anlass für freiheitseinschränkende Maßnahmen wie bei der Hinlauftendenz infrage gestellt werden kann.

Allerdings ist eine wertschätzende Haltung nicht zu verordnen. Eine Haltung, die den Bewohner nicht allein als Objekt der Pflege ansieht, sondern vor allem als gleichberechtigtes Subjekt im Beziehungsprozess, muss gewissermaßen vorgelebt werden und sich letztlich auch im Umgang untereinander, das heißt unter den Pflegekräften und mit und unter den Leitungen, beweisen.

> **Die Anwendung der „richtigen" Technik allein garantiert nicht die fachlich korrekte Durchführung. Vielmehr erfordert die professionelle Umsetzung zuallererst ein Pflegeverständnis, das in einer personzentrierten Grundhaltung seinen Ausdruck findet.**

Merke

Bei sehr vielen **demenzerkrankten Bewohnern** werden in Deutschland fixierende Maßnahmen durchgeführt. Hier sind Alternativen und neue Wege des kommunikativen Umgangs gefragt. Regelmäßige Fortbildungen und die Weiterbildung von Mitarbeitern, die sowohl technische wie kommunikative Kompetenzen berücksichtigen, gehören daher zum Rüstzeug der Einrichtungen.

Folgende **Fortbildungsthemen** erscheinen geeignet, um sowohl die Haltung zu verändern als auch Kompetenzen im Umgang mit bzw. in der Vermeidung von freiheitseinschränkenden Maßnahmen zu entwickeln:

Fortbildungsthemen
Fortbildung

- Kurse zur Validation nach Nicole Richard oder Naomi Feil
- Umgang mit Wahn und Halluzination
- Geragogik
- Biografiearbeit
- Hermeneutisches Fallverstehen
- Moderationstechniken
- Gegenseitiges Fixieren mittels Gurten im Bett als Selbsterfahrung und zum Einüben der korrekten Handhabung
- Kinästhetik/Kinaethetics
- Expertenstandards
  - Sturzprophylaxe
  - Erhaltung und Förderung der Mobilität
  - Schmerzmanagement
- Kollegiale Beratung
- Fallbesprechungen
- Deeskalationstraining
- Verfahrenspflegschaft nach dem Werdenfelser Weg
- Umgang mit Hilfsmitteln
- Dokumentation des Mobilitätsstatus (Phasen nach Zegelin)
- Wirkweise von Psychopharmaka, speziell von Neuroleptika
- Martemeo nach Maria Aarts

Pflegemodelle oder -konzepte, die das Personsein und das Erleben unter spezieller Berücksichtigung demenzieller Veränderung in den Mittelpunkt rücken, wie die personzentrierte Pflege nach Tom Kitwood oder das mäeutische Modell von Cora Van der Kooij, erscheinen darüber hinaus besonders geeignet, um eine achtsame und empathische Haltung von Mitarbeitern zu befördern bzw. ihre Talente weiter zu entwickeln.

Folgendes scheint notwendig, um rechtssicher und bewohnerzentriert Gefahren abzuwenden, ohne zu fixieren oder Fixierungen fachgerecht rechtfertigen zu können:

- Ausreichend Materialien zur Umgebungsgestaltung und Gefahrenabwehr
- Klarheit über Dokumentationsanforderungen
- Wissen um die Genehmigungspflicht und den formalen Ablauf
- Kenntnisse über die Nutzung der passenden Formulare (Fixierungs- und Sturzprotokolle, ärztliches Attest etc.)
- Wissen über die Befugnisse im Rahmen unterschiedlicher Betreuungen oder Vorsorgevollmachten
- Sprachliche Kompetenz bei der Beschreibung des Mobilitätsstatus
- Kontinuierliche Begleitung der Teams durch Moderation bei konkreten Fallbesprechungen
- Motivierung zu gemeinsamen Abwägungen und Ausprobieren
- Geschulte Leitungen der Einrichtungen (nicht nur der Teammitglieder)
- Kommunikative Kompetenzen im Umgang mit Beschwerden und „schwierigen" Bewohnern oder Angehörigen

> **Die Mitarbeiter brauchen also neben Fortbildungen eine gute Teamkultur und Leitungsmitarbeiter, die eine strukturierte Einarbeitung garantieren können und Wissen nicht zuletzt im Themengebiet der FEM und Kompetenzen hinsichtlich der Moderation von Fallbesprechungen aufweisen.**

Weiterführende Literatur

Feil N, Klerk-Rubin de V (2013) Validation in Anwendung und Beispielen: Der Umgang mit verwirrten alten Menschen, 7. Aufl. Ernst Reinhardt, München
Held C (2013) Was ist „gute" Demenzpflege? Demenz als dissoziatives Erleben – Ein Praxishandbuch für Pflegende. Huber, Bern

Jüttner (2013) Unterbringungsrecht, Werdum, 1. Aufl. Ralph Chauvistré
Kirsch S (2017) Bettgitter vor Gericht. Altenpflege 4: S. 21–24
Kitwood T (2008) Demenz, 5. Aufl. Huber, Bern
König J, Schibrowski M (2013) FEM – Freiheitseinschränkende Maßnahmen. Schlütersche Verlagsgesellschaft, Hannover
Thomsen M (2012) Pflegeprozesse – der holistische Ansatz erlebensorientierter Pflege. BoD, Norderstedt
Thomsen M (2017) Und wenn du nicht artig bist - Ein Erfahrungsbericht. Pflegezeitschrift 1: 9ff
Van der Kooij C (2010) Das erlebensorientierte Betreuungs- und Pflegemodell. Huber, Bern
► http://www.redufix.de/cms/website.php. Zugegriffen: 26. Aug. 2017;
   ► http://www.redufix.de/cms/website.php?id=/de/projekt.html. Zugegriffen: 19. Febr. 2017
► http://www.martemeo-deutschland.de/. Zugegriffen: 7. Mai 2017
► https://www.experto.de/pflege/folgen-unsachgemaesser-fixierung-risiken-gefahren-und-grenzen.html. Zugegriffen: 05. Mai 2017

Die bisherige Praxis

© Springer-Verlag GmbH Deutschland, ein Teil von Springer Nature 2019
M. Thomsen, *Fixierungen vermeiden*, https://doi.org/10.1007/978-3-662-57552-9_2

2

Die bisherige Praxis ist geprägt von Unsicherheit, bisweilen vorauseilendem Gehorsam und Angst vor Regressansprüchen und Haftung. War ein Bewohner gestürzt oder zeigte das Assessment eine Sturzgefahr an, stand das Pflegepersonal unter großer Belastung, wenn der Bewohner sich nicht im Bereich der Zusicht bzw. Aufsicht befand. Denn viele der häufig demenzkranken Menschen in den Alten- und Pflegeheimen halten sich eben nicht mehr verlässlich an Verabredungen oder sie schätzen ihre verbliebenen Kräfte vollkommen falsch ein, so dass es immer wieder zu Stürzen oder Hinlaufereignissen kommen muss, sobald kein direkter Zugriff oder Aufsicht durch das Pflegepersonal gegeben ist.

Nach einer Entscheidung des Landgerichts Görlitz (Az. 1 O 453/13) im Jahr 2014 war beispielsweise ein Pflegeheim zu Schadensersatz in Höhe von 7.000 Euro verurteilt worden. Eine Kraft im Freiwilligen Sozialen Jahr hatte eine Pflegebedürftige nicht ausreichend stützen können. Aus Sicht des Gerichts lag ein „Organisations- und Überwachungsfehler" vor, da die „ungelernte Hilfskraft" nicht die „zur Sturzvermeidung objektiv gebotenen Maßnahmen anwenden konnte". Das beklagte Deutsche Rote Kreuz Zittau hatte gegen das Urteil Berufung eingelegt; ferner sollten die genauen Umstände des Falls gewürdigt werden. In der Regel sind auch an „ungelernte Hilfskräfte" durchaus Aufgaben wie die Begleitung einer sturzgefährdeten Patientin deligierbar; ansonsten müsste man dieser Logik folgend ja bei jedem Angehörigen, in dessen Gegenwart ein Patient stürzt, ähnlich „Recht sprechen".

Angesichts der zunehmenden Bereitschaft, Fixierungen zu vermeiden, erscheint das Urteil eher kontraproduktiv und belastet das Pflegepersonal, das ohnehin große Verantwortung trägt, zusätzlich.

Bisher schien die bewegungseinschränkende Maßnahme vor dem Hintergrund der zunehmenden Schadensfälle häufig der einzige Ausweg zu sein. Allerdings zeigte die Praxis auch, dass sich solche Maßnahmen leicht verselbstständigten und – zur Routine geworden – nicht mehr überprüft wurden. Der ohnehin fragile Mobilitätsstatus vieler Bewohner verschlechterte sich hierdurch weiter. Ein Teufelskreis war entstanden.

Die angespannte Personalsituation in den Pflegeheimen verstellt darüber hinaus den unvoreingenommenen Blick auf mögliche Alternativen. Bei etwa 50 bis 60 (Bundesdurchschnitt: 52 Bewohner auf eine Pflegekraft) pflegebedürftigen, alten und schwerkranken Menschen kann eine einzige Pflegekraft im Nachtdienst nicht allen Bewohnern gerecht werden. Eine Reflexions- und Besprechungskultur von Pflegeteams wird aufgrund mangelnder finanzieller Ressourcen oft gar nicht erst entwickelt.

Eine systematische Reflexion der getroffenen Maßnahmen unterbleibt also in der Regel aus Zeit- und Personalmangel. Dennoch müssen das Wohl und die Würde des Bewohners in den Mittelpunkt gerückt werden. Zunehmend machen Pflegekräfte im Rahmen des Werdenfelser Wegs und über Fallbesprechungen hier auch positive Erfahrungen.

Systematische Reflexion anstoßen

In der bisherigen Praxis fehlte vor allem die systematische Auseinandersetzung mit möglichen Fällen durch die Einbeziehung möglichst vieler Betroffener. Routine wurde bisher zu wenig infrage gestellt. Durch die gute und systematische Abstimmung aller Beteiligten über die Auswahl und den Einsatz einer Maßnahme kann jedoch vor allem der psychische Druck auf das Pflegepersonal und die Angehörigen deutlich reduziert werden.

Fazit

In der bisherigen Praxis mangelte es an systematischer Reflexion von Einzelfällen im Pflegeteam. Leider können derartige Besprechungen ein „Zeitfresser" sein, vor allem wenn sie nicht gut moderiert werden. Somit sollten die leitenden Mitarbeiter in Moderationstechniken ausgebildet werden, damit die Sensibilisierung und die Bereitschaft der Mitarbeiter für passgenaue Lösungen erhöht und unreflektierte Routine vermieden wird.

Fazit

2.1 Risiken der Fixierung

Eine Fixierung ist – und das sollte allen Beteiligten klar sein – ausschließlich bei akuter und extremer Selbst- oder Fremdgefährdung (§32 und 34 StGB) **vorübergehend** erlaubt. Bei Gewaltverhalten gegen andere Personen, Suizidalität oder extremer Sturzneigung bei gleichzeitig sehr hohem Verletzungsrisiko *muss* geradezu eine Bewegungsmithin Freiheitseinschränkung durchgeführt werden.

Fixierung ist allerdings **keine Sturzprophylaxe!** Eine bloße Sturzgefahr darf auf keinen Fall dazu führen, dass eine Fixierung per se als Sturzprophylaxe angesehen wird. Die Forschung der letzten Jahre hat eindeutig nachgewiesen, dass Fixierungen speziell Stürze nicht vermeiden. Im Gegenteil, die Gefahr des Stürzens nimmt sogar deutlich zu. Darüber hinaus gehen mit Fixierungen weitere erhebliche Risiken einher.

Fixierung ist keine Sturzprophylaxe

Vor allem erzwungene, also gegen den Willen des Betroffenen bewirkte, Bewegungseinschränkung korreliert mit erhöhter Mortalität und setzt eine **Negativspirale** in Gang, an deren Ende nicht selten multiple Komplikationen und Folgeschäden bis hin zum Tode des fixierten Bewohners stehen. Häufig wird der Zusammenhang zwischen Fixierung und Sekundärproblemen jedoch nicht gesehen. Druckgeschwüre oder Infekte, die zum Tod führen können, treten immer wieder auf. Aber auch direkte Folgen wie Ersticken oder Frakturen, selbst Strangulationen können resultieren.

Bauchgurte können bei unsachgemäßer oder übereilter Handhabung von der Taille in den Bereich des Thorax rutschen, so dass die Atmung behindert wird. Die Dunkelziffer besonders solcher Fälle, bei denen es zu Todesfällen infolge von Strangulationen oder schweren Verletzungen aufgrund von fachlich unkorrekter Fixierungspraxis kam, dürfte sehr hoch liegen. Bereits im Jahr 2003 hatte das Bundesinstitut für Arzneimittel und Medizinprodukte (BfArM) in einer Stellungnahme zu Fixierungssystemen, nachdem mehrere Fälle bekannt geworden waren, bei denen Patienten, die mit einem Bauchgurt im Bett fixiert und zu Tode gekommen waren, eine Empfehlungen herausgegeben.

Weniger offenkundig sind die Folgen, die die Durchführung dieser Maßnahmen auf die weiteren Betroffenen hat. Vielen Pflegemitarbeitern kommen bei Anwendung fixierender Maßnahmen Zweifel und sie versuchen, ihre Unsicherheit und ihr Unbehagen zu verdrängen – sie härten sich quasi gefühlsmäßig ab.

Die Risiken von FEM sind vielfältig und werden in der alltäglichen Routine häufig verdrängt oder übersehen.

2.2 Negativspirale

Die am häufigsten verwendeten FEM sind Bettgitter bzw. hochgezogene Bettseitenteile, Gurte (im Liegen oder im Sitzen) sowie Stühle mit festgesteckten Tischen. „Arbeitsbeschaffungsmaßnahme", sagte ein Auszubildender der Altenpflege dazu, als ich mit den Schülern die Folgen von Immobilisierung und freiheitseinschränkenden Maßnahmen besprach. Und – so zynisch es klingt – genau das ist es letztendlich. Die Folgen von körpernahen Fixierungen werden leider auch von professionell Pflegenden allzu oft unterschätzt – oder verdrängt.

Erst Selbsterfahrung, zum Beispiel durch Fortbildungsmaßnahmen, bei denen sich Pflegekräfte einmal selbst für einige Minuten mit einem Bauchgurt sowie Arm- und Beinfesseln fixieren lassen, können eine Ahnung vermitteln, was mit den Menschen geschieht, die körpernah fixiert werden.

Fixierungen führen zur vermehrten Ausschüttung von Stresshormonen. Die vermehrte Ausschüttung von Adrenalin und Cortisol hat eine sogenannte Flucht- oder Kampfreaktion des Körpers zur Folge. Das Adrenalin lässt Atmung, Puls und Blutdruck ansteigen, der Muskeltonus ist stark erhöht, der Betroffene beginnt zu schwitzen und der Organismus ist auf Flucht programmiert.

In der Regel neigen demenzerkrankte Menschen gerade im Anfangsstadium ihrer Erkrankung zu einem hohen Stresspegel, in dessen Folge die Kommunikation und die kognitive Leistungsfähigkeit zusätzlich limitiert sind. Im Zuge von allgemeiner Desorientierung steigt darüber hinaus die Anfälligkeit für Verwirrtheitszustände und es resultieren herausfordernde Verhaltensweisen, die auch fremd- oder selbstgefährdend sein können.

Wo jetzt Bewegung eine gute Möglichkeit wäre, den Hormonhaushalt wieder ins Gleichgewicht zu bringen, erscheinen vielen Pflegekräften häufig Maßnahmen der Bewegungseinschränkung durch körpernahe Fixierung als Mittel der Wahl. Diese Bewegungseinschränkung befeuert jedoch das hormonelle System, das heißt, dass die Betroffenen noch stärkeren Bewegungsdrang oder eine Zunahme der Aggressivität zeigen. Was man eigentlichen vermeiden will, wird – im Gegenteil – geradezu provoziert bzw. potenziert. Tatsächlich wäre zum Stressabbau Bewegung die richtige Therapie. Man dürfte – fachlich betrachtet – den Betroffenen nicht noch stärker in der Bewegung einschränken, sondern ihm Bewegung ermöglichen.

Das Stresshormon Cortisol kann in hohen Dosen zudem neurotoxisch speziell auf Hippocampus und Großhirn wirken, wodurch klares, logisches Denken und Schlussfolgern ist deutlich erschwert werden können. Eine rationale Kommunikation ist also unter Stress zumindest limitiert, das heißt Appelle an die Vernunft und Bitten um Einsicht sind häufig fruchtlos. Im weiteren Verlauf kann es zu heftigen körperlichen Abwehrreaktionen oder zu apathischen Reaktionen kommen. Die Gabe von Psychopharmaka zur Minderung von Angst, Stress, Aggressivität und Unruhe ist oft die Folge.

Aus der erzwungenen Immobilität resultieren die typischen, medizinischen **Komplikationen,** die dann zusätzliche ärztliche und pflegerische Interventionen erzwingen:

- Dekubitus (Druck- oder Liegegeschwüre)
- Kontrakturen (Verkürzung von Sehnen und Einsteifung von Gelenken)
- Inkontinenz
- Pneumonie (Lungenentzündung)
- und andere Infekte
- Wahrnehmungsstörungen
- Halluzination und Verwirrtheit
- Verletzungen an Bettseitenteilen und Stürze über das Bettseitenteil hinweg
- Nahrungsverweigerung u. v. m.

Komplikationen der Immobilität

Manche Betroffene zeigen eine verringerte Nahrungsaufnahme oder gar -verweigerung. Darüber hinaus steigt die Aspirationsgefahr mit der Gefahr einer Pneumonie und der Allgemeinzustand verschlechtert sich sehr rasch. Weitreichende medizinisch-pflegerische Maßnahmen zur Behandlung dieser Folgeschäden werden erforderlich. In vielen Fällen erfordert die Bewegungseinschränkung einen pflegerischen Mehraufwand und kann gegebenenfalls einen höheren Pflegegrad herbeiführen.

Durch die Fixierung wird zwar die Sturzgefahr vorerst gebannt, aber bei einer Entfixierung und erneuten Mobilisierungsversuchen hat sich der Mobilitätsstatus der Bewohner weiter derart verschlechtert, dass die Sturzgefahr noch größer ist – ein Teufelskreis. Die Verschlechterung der Mobilität setzt bei älteren Menschen sehr viel schneller ein als bei jungen.

Die Anwendung von FEMs verhindert zwar in der Regel tatsächlich Stürze – *während* der Fixierung –, schafft aber zusätzliche Probleme und kann manchmal dazu führen, dass eine Rehabilitation des Betroffenen bei Entfixierung scheitern muss.

Nicht zu unterschätzen sind auch die psychischen Auswirkungen auf die anderen Betroffenen, insbesondere auf das Pflegepersonal und die Angehörigen. Schuldgefühle und Unzufriedenheit sowie die Sorge um die mit der Fixierung verbundenen Gefahren begleiten diese oft bis nach Hause. Diese Sorgen werden im alltäglichen Pflegebetrieb in den meisten Einrichtungen keiner systematischen Reflexion oder Supervision unterzogen. Die Pflegekräfte bleiben mit ihrem diffus empfundenen Unbehagen im Allgemeinen allein, das unbewusst weiter wirkt.

Merke

> **Bewegung ist die beste Medizin.**

2.3 **Bauchgurt – Gefahren/Empfehlungen**

Bauchgurtfixierungen stellen hinsichtlich der einwandfreien und sachgemäßen Handhabung eine besonders große Herausforderung an das Pflegepersonal. Sie sollten die *absolute* Ausnahme darstellen und, wenn überhaupt, von nur vorübergehend eingesetzt werden. Wenn sie dauerhaft zum Einsatz kommen, sollten Pflegedienstleitungen besondere Aufmerksamkeit zeigen. Tendenziell sollte entweder die medikamentöse Intervention erprobt bzw. favorisiert oder geprüft werden, ob die Unterbringungsform angemessen ist, insbesondere wenn die Gefährdung anderer Patienten oder Bewohner gegeben ist. Leider gibt es in Deutschland nach Ansicht des Autors kein bedarfsgerechtes bzw. flächendeckendes Angebot an spezialisierten Einrichtungen mit fachlich ausgebildetem Personal in geschlossenen oder geschützten Abteilungen.

Laut einer Empfehlung des BfArM sollen bei Bauchgurtfixierungen grundsätzlich zusätzlich Seitenfixierungen und Schrittsicherungen erfolgen, die verhindern, dass Betroffene über die Seite oder nach unten rutschen und so die Gefahr einer Brustkorbkompressionen oder Strangulation sprichwörtlich näher rückt. Bei korrekter Anwendung der Gurte sollen die beiden Seitenriemen angebracht sein und das Bettgitter hochgestellt werden:

Empfehlung des BfArM

> Bauchgurte, die keine seitlichen Rückhaltevorrichtungen haben oder bei denen die zugehörigen Vorrichtungen separat beiliegend geliefert wurden, sind zurückzurufen oder sie sind mit dauerhaft und fest am Bauchgurt angebrachten Vorrichtungen nachzurüsten.

> Zukünftig sind Bauchgurte zur Patientenfixierung im Bett derart zu konstruieren, dass ein Verrutschen in den Thoraxbereich sicher verhindert wird. Am Bauchgurt integrierte seitliche Rückhaltevorrichtungen sind beizubehalten.

> Die Patientenfixierung darf nur in Betten mit durchgehenden Seitengittern erfolgen, die Gitter sind hochzustellen.

> Die Patientenfixierung darf nur durch Personal, das im Umgang mit dem Produkt geschult wurde, durchgeführt werden.

> Die Anwender sind über diese Punkte sowie über das korrekte Anlegen der Fixiergurte zu informieren, um eine fachgerechte Durchführung der Fixierung sicherzustellen.

2

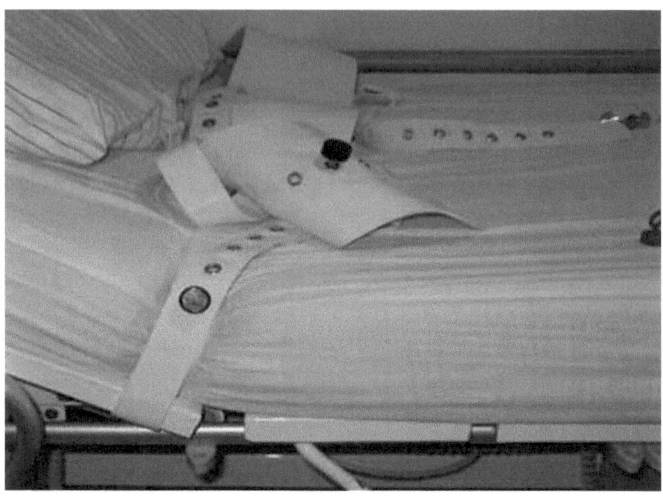

◘ Abb. 2.1   Bauchgurte. (Foto: Michael Thomsen)

Bei extrem kräftigen und aktiven oder agitierten Bewohnern sollte eine körpernahe Fixierung immer mindestens als sogenannte Diagonalfixierung (**◘** Abb. 2.1) erfolgen und sie sollte auf keinen Fall zur Dauerlösung werden.

Die Fixierung von agitierten Bewohnern bedeutet keineswegs und zwangsläufig eine Entlastung des Personals bzw. einen geringeren Personaleinsatz. Im Gegenteil: Hier sind zusätzliche Beobachtung, Kontrollen und Dokumentationen, in Einzelfällen sogar Sitzwachen erforderlich. Also kann in vielen Fällen das Argument des Personalmangels als Begründung für Fixierung nicht gelten!

Fallbeispiel

In einem Fall war einer Bewohnerin der Gurt unsachgemäß locker um den Bauch gelegt worden und unterhalb der Grundfixierung befand sich ein Kissen mit der Absicht, die linke Körperhälfte (zur Dekubitusprophylaxe und -behandlung!) zu entlasten. Angesichts der Anlagetechnik durfte angenommen werden, dass bei entsprechender (aber derzeit scheinbar nicht vorhandener) Kraft- und Willensanstrengung mit dem dazugehörigen Koordinationsvermögen ein Herauswinden (mit der Gefahr einer Strangulation) möglich gewesen wäre.

In einer anderen Einrichtung kam die Bauchgurtfixierung mit zusätzlicher Diagonalfixierung als Dreipunktfixierung bei einer Patientin ohne Seiten- und Schrittsicherung zur Anwendung. Als der Betreuer den Pfleger fragte, warum zusätzlich zum Bauchkurt rechte Hand und der linke Fuß fixiert werden, erklärte dieser – bzw. demonstrierte es auf dem Boden liegend –, dass sonst die Gefahr des Herunterwindens und der damit verbundenen Strangulationsgefahr gegeben sei. Der Hinweis auf die Richtlinie konnte die Argumentation des Pflegers entkräften. Der Gurt wurde umgerüstet und eine Diagonalfixierung war nicht mehr notwendig.

In einigen Institutionen des Gesundheitswesens gilt die Regel, dass bei einer „Bettgitter"-Fixierung immer auch eine Bauchgurtfixierung zu erfolgen habe. Im Zuge der Verfahrenspflegschaft wurde dies im konkreten Fall infrage gestellt, da die Bewohnerin offensichtlich nicht in der Lage war, über das hochgezogene Bettseitenteil hinweg zu steigen. Umgekehrt muss bei einer Bauchgurtfixierung immer auch eine Erhöhung der Bettseitenteile erfolgen, da der bauchgurtfixierte Bewohner sonst – auch bei zusätzlicher Seitensicherung am Gurtsystem – Gefahr liefe, über die Bettkante hängend zu ersticken oder sich schwerwiegende Verletzungen zuzuziehen. Leider wird häufig auch nicht bedacht, dass eine Anti-Dekubitus-Matratze deutlich höher ist, sodass die Übersteighöhe über das Seitenteil deutlich verringert ist.

In der Kinästhetik wird zwischen Massen und Zwischenräumen unterschieden. Der Hals ist beispielsweise ein Zwischenraum, der Bauchbereich ebenso. Hingegen sind Brustkorb und Becken im kinästhetischen Sinne Massen. Durch Halten in Zwischenräumen werden Bewegungsmöglichkeiten blockiert. Um einen Menschen bewegen zu können oder ihn bei Bewegungsaktivitäten zu unterstützen, wird eine ausgebildete Pflegekraft also niemals in Zwischenräume greifen; sie wird immer „die Massen fassen und die Zwischenräume spielen lassen".

Massen und Zwischenräume

Um also jemanden in seiner Bewegung einzuschränken, muss man in seinen Zwischenraum eingreifen; das heißt der Bauchgurt muss genau dort positioniert sein, nicht höher (Brust) und nicht tiefer (Becken). Der dann fachgerecht angelegte Bauchgurt soll so nah am Bauch liegen, dass kaum eine Hand dazwischen passt.

Mindestens bei stark adipösen Bewohnern, insbesondere solchen, bei denen der Bauchumfang größer ist als der Brust- und/oder Beckenumfang, darf eine Bauchgurtfixierung eigentlich gar nicht erfolgen. In solchen Fällen sollte entweder grundsätzlich auf die Maßnahme verzichtet werden oder es muss deutlich „aufgerüstet" werden.

Zumindest eine Schrittsicherung, wie von der BfArM empfohlen, ist hier unbedingt erforderlich.

Sollte die Bauchgurtfixierung unumgänglich erscheinen, dürfte die Frage angebracht sein, ob die Unterbringungsform den Bedürfnissen und den Bedarfen des Bewohners entspricht. Zumindest sollte in sehr schwerwiegenden Fällen herausfordernden Verhaltens von Bewohnern erwogen werden, ob in Absprache mit dem Betreuer eine vorübergehende Verlegung in eine gerontopsychiatrische Fachklinik angezeigt ist.

Am besten ist es, die Einrichtung verfügt gar nicht über Bauchgurte. So ist sie sofort gezwungen entweder Alternativen zu erproben oder auf eine „Therapie" zu drängen. Wie bereits ausgeführt, können bei einzelnen Bewohnern die Heime an die Grenzen des Leistbaren kommen, wenn sich das selbst- oder fremdgefährdende Verhalten nicht mehr steuern lässt. Wenn selbst die medikamentöse Einstellung des Patienten keine Erfolge zeigt, ist die Unterbringung in einer Spezialeinrichtung möglicherweise eine Option. Die Unterbringung in einer geschlossenen Abteilung mag zwar ebenfalls eine Freiheitseinschränkung bedeuten, wäre aber gegebenenfalls als milderes Mittel gegenüber insbesondere körpernaher Fixierung vorzuziehen.

Merke

> **Eine Bauchgurtfixierung erfordert ausreichende Überwachung bzw. Zusicht auf den Betroffenen.**

2.4 Expertenstandards Pflege

Die Expertenstandards des Deutschen Netzwerks für Qualitätsentwicklung in der Pflege (DNQP) behandeln das Thema FEM an mehreren Punkten: Zum einen der Expertenstandard „Sturzprophylaxe", zukünftig aber auch der in der Erprobung befindliche Expertenstandard „Erhaltung und Förderung der Mobilität". In Bezug auf die Betreuung von Menschen mit fortgeschrittener Demenz, die ihre Bedürfnisse und Nöte nicht mehr adäquat mitteilen können, dürfte der Expertenstandard „Schmerzmanagement" zusätzliche, relevante Aussagen bereithalten.

2.4.1 Expertenstandard Sturzprophylaxe

Sturzrisiken zu erkennen und den Mobilitätsstatus zu erfassen und zu dokumentieren, ist pflegerische Kernaufgabe im Rahmen des Assessments. Daher ist es wichtig, Sturzrisiken zu erkennen und zu dokumentieren, anschließend Maßnahmen einzuleiten und die Betroffenen zu beraten.

Allerdings darf der Pflegediagnose „Sturzgefahr" nie voreilig mit der Maßnahme „Bewegungseinschränkung durch körpernahe Fixierung" begegnet werden. In den Niederlanden wurde an der Universität Maastricht den Jahren 2008–2009 das Programm Exbelt („Gurt ab"), bei dem Bauchgurte oder Bettgitter in den Heimen verboten wurden, durchgeführt. Stattdessen starteten dort Fortbildungsprogramme für das medizinische Personal, angefangen bei Ärzten, Therapeuten über Krankenschwestern bis hin zu Pflegehelfern mit signifikanten Erfolgen bei der Reduzierung der Fixierungsmaßnahmen.

„Gurt ab"

Mit zunehmendem Alter nimmt naturgemäß die Reaktionsfähigkeit des Menschen ab, was zu einem erhöhten Sturzrisiko führt. Weitere **physiologische Altersveränderungen** erhöhen die Anfälligkeit. So hat ein 65-Jähriger 25 Prozent weniger Muskelmasse als ein 25-Jähriger. Das Sichtfeld ist eingeschränkt und auch das Hörvermögen kann deutlich vermindert sein. Kommen Erkrankungen oder Behinderungen hinzu, kann mitunter jede Eigenaktivität des Bewohners, wie das Ein- und Aussteigen aus dem Bett oder der Gang zur Toilette, zur Gefahr werden. Die Ursachen für Stürze gehen auf verschiedene Risikofaktoren zurück, die (extrinsisch) in der Umgebung liegen oder in der Person begründet (intrinsisch) sind.

Physiologische Altersveränderungen

Intrinsische Risikofaktoren:
- Funktionseinbußen in Folge von Erkrankungen
- Sehbeeinträchtigungen
- Beeinträchtigung von Kognition und Stimmung (Demenz, Depression)
- Erkrankungen, die zu kurzzeitiger Ohnmacht führen
- Inkontinenz
- Angst vor Stürzen
- Stürze in der Vorgeschichte

Intrinsische Risikofaktoren

Bei Krankheitsbildern, die mit gravierenden Funktionseinbußen und -beeinträchtigungen einhergehen, z.B. Morbus Parkinson und Inkontinenz (insbesondere bei Dranginkontinenz), sowie bei Erkrankungen, die zu kurzzeitiger Ohnmacht führen können, z. B. Epilepsie, Diabetes mellitus mit der Gefahr von Hypoglykämien, Herzerkrankungen oder Schlaganfälle, besteht grundsätzlich erhöhte Sturzgefahr.

Akut internistische Erkrankungen wie Pneumonien und Harnwegsinfekte bei geriatrischen Patienten können als Sturzrisiken ebenso eine Rolle spielen wie Dehydration (Austrocknung), Anämie und Elektrolytstörungen. Funktionseinbußen bei folgenden Erkrankungen führen häufig zu einem erhöhtem Risiko: Multiple Sklerose, Morbus Parkinson, Schlaganfall, Polyneuropathien, Arthritis, Krebserkrankungen, chronische Erkrankungen oder ein schlechter Allgemein-und Ernährungszustand.

Fallbeispiel

In einem Fall konnte ich einen Betroffenen – an den Händen haltend – durch den Wohn-Ess-Bereich der Station führen. Das Gangbild war dabei geprägt von Kleinschrittigkeit und einem leicht vornübergebeugten Oberkörper, wie es beim Parkinson-Syndrom typisch ist. Auffallend war darüber hinaus, dass es ihm schwer fiel, Gesichter und Gegenstände in der Umgebung deutlich wahrzunehmen. Angesicht der Gangunsicherheit und der Handicaps hinsichtlich Wahrnehmung bestand eine erhöhte Sturzgefahr. Einen Rollator konnte er nicht nutzen, da es ihn kognitiv überforderte. Allerdings fand insbesondere die Visuseinschränkung keinerlei Berücksichtigung in der Pflegeprozessplanung.

Der Herr litt an einer essentiellen Hypertonie, an einer Harninkontinenz, an starker Fehlsichtigkeit (Grauer Star), an einem Parkinson-Syndrom und an einer vaskulären Demenz. Die verordneten Medikamente zielten auf Schmerzbekämpfung und die Behandlung der Parkinson-Symptomatik. Tagsüber wurde er in den Gemeinschaftsraum geführt und konnte dort am gemeinsamen Leben mit anderen Bewohnern teilhaben. Für längere Wegstrecken stand ein Rollstuhl zur Verfügung. Ein zielgerichtetes Gespräch war aufgrund der fortgeschrittenen Demenz nicht mehr möglich. Ein Bauchgurt und das Bettgitter kamen schon seit längerer Zeit nicht mehr zur Anwendung, da er nachts nur selten aufstand und dies von der Nachtwache in der Regel rasch bemerkt wurde, sodass ein Toilettengang begleitet erfolgen konnte. Sturzereignisse konnten in der letzten Zeit aufgrund der Toilettentrainings und der Beobachtungsintervalle mit promptem Eingreifen nachts und tagsüber nicht registriert werden.

Allerdings war er schon mal „auf dem Fußboden schlafend vorgefunden worden". Es konnten jedoch keine Sturzfolgeschäden festgestellt werden. Es wurde vermutet, dass er sich (zum Ruhen) auf den Boden gelegt habe. Die Pflegenden beobachten nämlich tagsüber, dass er sich nach dem Aufstehen aus dem Stuhl über den Wohnbereich bewege, dabei immer schwächer wurde und ein derart beängstigendes "Standbild" abgab, dass man ihn zum Sitzen bringen müsse, da er seine Kräfte falsch einschätze und auch nicht immer Kraft oder genügend Wahrnehmungsvermögen habe, um einen sicheren Sitzplatz zeitnah aufzusuchen. In Phasen längeren Unbeobachtetseins wurde er daher am Vormittag und am Nachmittag im Rollstuhl mittels Bauchgurt (Segufix) fixiert.

Im Rahmen einer Fallbesprechung spielten wir das Szenario aus der Perspektive des Bewohners durch. Eine verschmierte Schweißerbrille und Gewichte in den Taschen sowie Gewichtsmanschetten an den Beinen und nun quasi auf dem Flur irrend bis zur Erschöpfung herumlaufend, was wird man in Ermangelung einer Sitzgelegenheit tun? Man wird sich auf den Boden setzen. Und genau so wurde er ja auch immer wieder vorgefunden. Das Team war nun aufgefordert, auf Basis dieser Erkenntnis nach Lösungen zu suchen. Dabei erhöhte sich auch die Toleranz; man konnte *zulassen*, dass der Bewohner des Öfteren auf dem Boden saß. Sobald er sich scheinbar erholt hatte, bot man ihm Hilfe beim Aufstehen an. Auch wurde auf den Fluren in gewissen Abständen Sitzgelegenheiten aufgestellt. Angeregt wurde darüber hinaus angesichts seiner Sehbeeinträchtigung die Anbringung einer Minimalbeleuchtung („Babylämpchen" in der Steckdose) im Zimmer zur Nacht.

Extrinsische Risikofaktoren:

- Verwendung von Hilfsmitteln
- Schuhe (Kleidung)
- Medikamente
- Gefahren in der Umgebung (Stolperfallen, schlechte Beleuchtung, Glatteis etc.)

Extrinsische Risikofaktoren

Immer zu beachten ist die sturzfördernde Wirkung bestimmter Medikamenten-Stoffklassen (Neuroleptika, trizyklische Antidepressiva, Sedativa und Tranquilizer, Hypnotika, Muskelrelaxantien, Betablocker, Diuretika u. a.).

Im Rahmen des **pflegerischen Assessments** ist eine Identifikation des konkreten Risikos für einen Sturz verpflichtend und muss aus der Dokumentation ersichtlich sein. Die erfolgte Risikoidentifikation muss zu Konsequenzen hinsichtlich pflegerischer Beratung und Maßnahmenplanung führen.

Pflegerisches Assessment

Auch wenn das pflegerische Assessment zum Beispiel mit dem Mobilitätstest nach Tinetti oder der Risikoskala nach Huhn aufgewertet wird, lässt sich aus den elf

2

■ Tab. 2.1	Einteilung der Sturzfolgen	
Klasse	**Merkmale**	**Anteil**
1 Keine Verletzung	keine Abschürfungen Verletzungen, Schmerzen	48 %
2 Kleinere Verletzung	kleine Quetschungen, Abschürfungen; ohne medizinischen Behandlungsbedarf	20 %
3 Mäßige Verletzung	Quetschungen, Prellungen, Frakturverdacht, entfernte Drainagen	27 %
4 Größere Verletzung	Frakturen	5 %

Risikobereichen das Risiko bereits ablesen. Wenn mindestens ein Merkmal zutrifft, sollten standardisierte Verfahren greifen und ebenfalls dokumentiert werden. Besonders zu beachten ist, dass ein *erstmaliger* Sturz ein Hinweis auf eine abklärungsbedürftige Erkrankung sein kann!

Sturzfolge kann neben kleinen oder größeren Verletzungen und Frakturen sowie Pflegebedürftigkeit auch die Angst vor Stürzen sein. Manchmal wirkt ein (erstes) Sturzereignis mit schmerzhaften Folgen bei den betroffenen Menschen wie ein Trauma und sie schränken aus Ängstlichkeit ihre Mobilität ein, was die weitere Verschlechterung ihrer Mobilität zur Folge hat und die Sturzgefahr erhöht.

Der Expertenstandard sieht eine Einteilung der Sturzfolgen in vier Klassen vor. In der rechten Spalte findet sich die nach dem Expertenstandard angegebenen Durchschnittsverteilungen (■ Tab. 2.1).

Der am meisten befürchtete Fall, der „worst case", ist in der Regel die Fraktur oder eine noch schwerwiegendere Folge von Stürzen (Kategorie 4 nach Morse). Bei Analyse der Statistiken im Rahmen des Expertenstandards müsste ein Bewohner einer Einrichtung – rein statistisch gesehen! – mehr als 20 Mal stürzen, bis er sich eine Fraktur zuzieht.

Die Auswertung einer Sturzstatistik sollte daher nicht nur die Anzahl der Stürze in den Blick nehmen, sondern weitere Kriterien berücksichtigen. Neben den Fragen nach den Sturzzeiten, den Sturzorten usw. gilt es vor allem, die Sturzfolgen zu bewerten. Natürlich ist es stets geboten, das individuelle Risiko genau zu erfassen. Dabei sind neben der tatsächlichen Häufigkeit vor allem der Mobilitätsstatus und bestimmte Grunderkrankungen zu berücksichtigen. Ein deutlich erhöhtes Frakturrisiko liegt beispielsweise

Einteilung der Sturzfolgen

bei Osteoporose vor. Ebenso haben Patienten, die blutverdünnende Medikamente wie Marcumar einnehmen müssen, ein sehr hohes Risiko für schwere Folgeschäden.

Nach Einführung des Expertenstandards wurde sehr schnell deutlich, dass nicht eine geringe Anzahl der Stürze das alleinige Qualitätsmerkmal darstellt. Im Gegenteil, eine höhere Anzahl von Stürzen *kann* geradezu ein Ausdruck guter Pflegequalität sein. Es wird weniger fixiert und fremdbestimmt! Menschen werden mobilisiert und Bewegung gehört zu einer guten Lebensqualität. Allerdings sollte die Anzahl von Sturzfolgen der Kategorien 3 und 4 möglichst gering sein.

Wie aus ◘ Tab. 2.1 erkennbar, bleiben knapp 50 % der Stürze ohne körperliche Folgen. Frakturen erleiden etwa 5 % der Gestürzten. Die gefürchtetste wie häufigste Sturzfolge gerade bei alten Menschen ist mit über 100.000 Fällen pro Jahr der Oberschenkelhalsbruch. Die Behandlungskosten belaufen sich in Deutschland auf über 1 Milliarde EUR pro Jahr. Herzerkrankungen und Schlaganfälle führen bei 25–30 % der Patienten nach Krankenhauseinweisung zu anschließender Pflegebedürftigkeit, während der Anteil bei sturzbedingten Frakturen bei 80 % liegt.

Neben der befürchteten Oberschenkelhalsfraktur und der möglicherweise eintretenden Pflegebedürftigkeit verstärkt vor allem die Angst vor Stürzen das Sturzrisiko: Menschen, die einmal gestürzt und gangunsicher sind, ändern ihre Lebensweise, wagen nicht mehr, ihre vertraute Umgebung zu verlassen und leiten damit eine soziale Isolation und weiteren Muskelabbau ein. 25 % der Gestürzten zeigen Symptome eines solchen Post-Fall-Syndroms, das häufig korreliert mit zunehmender Gangunsicherheit, erhöhtem Sturzrisiko, weiterer Verschlechterung der Knochenstruktur und Depression. Die Betroffenen geraten hier leicht in einen Teufelskreis.

Stürze gehören gerade bei alten Menschen zum normalen Lebensrisiko und sind nicht vollkommen zu vermeiden! Pflegerisch vorrangiges Ziel ist weniger (aber auch!) die Reduktion der Sturzhäufigkeit. Wichtiger ist die Vermeidung und Behandlung von schwerwiegenden Sturzfolgen. Eine besondere Herausforderung besteht darin, den Teufelskreis aus Angst, Gangunsicherheit, Fallrisiko, Muskel- und Knochenabbau und Depression zu durchbrechen.

Hier helfen nicht allein Bewegungsprogramme und die Anwendung kinästhetischer Prinzipien, sondern vielmehr eine Haltung und Vorbildfunktion von Pflegenden, die zu eigenständiger Bewegung motiviert, auf fixierende

Analyse der Statistik

Sturzfolgen

2

Definition

Maßnahmen verzichtet und grundsätzlich Freude an Bewegung vermittelt.

» Ein Sturz ist jedes Ereignis, in dessen Folge eine Person unbeabsichtigt auf dem Boden oder auf einer tieferen Ebene zu liegen kommt.

So lautet die Definition des Expertenstandards Sturzprophylaxe. Ein Drittel der Menschen über 65 Jahre und etwa die Hälfte der Menschen über 90 Jahre stürzt mindestens einmal pro Jahr. Einer von 40 Stürzen führt zur Krankenhauseinweisung oder zum Arztkontakt. Bei etwa fünf Prozent aller Stürze kommt es zu Frakturen. Während in der Altersklasse von 65–75 Jahren etwa 16 Prozent der Krankenhauseinweisungen aufgrund eines Oberschenkelhalsbruchs erfolgen, sind es bei den über 75-Jährigen schon über 71 Prozent. Die Folgeschäden eines Sturzes nehmen also mit zunehmendem Alter dramatisch zu.

Für eine Einrichtung mit 80 Pflegeplätzen ist von einer Sturzanzahl von ca. 200 Stürzen im Jahr auszugehen. In den Pflegeheimen geht man von einer Sturzquote von etwa sieben Prozent aus. Die Quote errechnet sich folgendermaßen:

Sturzquote

Anzahl der Stürze/(geteilt durch) Belegungstage * (mal) 1000

Entsprechend könnte man die 7 Prozent zu einer Kennzahlbildung heranziehen. Hier ein Berechnungsbeispiel bei 200 Stürzen im Jahr und 30.000 Belegungstagen, was einer bundesdeutschen Durchschnittseinrichtung entsprechen könnte:

200/30.000*1000 = 6,7 % (entspricht 0,96 von 1,00).

Eine Abweichung oberhalb 7 Prozent würde demnach Handlungsbedarf signalisieren. Bleibt die Quote unter 7 Prozent, ist das ein positives Zeichen. Voraussetzung dafür wäre aber eine exakte und vollständige Erhebung mittels Sturzprotokollen oder eines Algorithmus auf Basis der Pflegedokumentation, wie es auch der Expertenstandard vorsieht.

Schaut man sich genauer an, wo Bewohner in Pflegeheimen stürzen, dann fällt auf, dass sie in den allermeisten Fällen im eigenen Zimmer oder dem eigenen Bad stürzen. Sehr viel seltener stürzen sie auf Fluren oder im Wohn- und Essbereich. Das legt den Schluss nahe, dass dann weniger Stürze passieren, wenn die Bewohner sich im direkten Aufsichtsbereich oder in der Zusicht von Pflegenden befinden.

Wann stürzen Menschen im Pflegeheim?

Wann stürzen Menschen im Pflegeheim? Ergebnisse einer Auswertung in einer niedersächsischen Einrichtung mit 84 Bewohnerplätzen aus den Jahren 2002–2008:

- Überproportional viele Stürze geschehen während der Nacht ab etwa 22:30 Uhr und zur mittäglichen Übergabezeit bei den durch die Bewohner erfolgenden, alleinigen Transfers, also ohne Begleitung, aus dem Bett heraus.
- Je geringer die Besetzung des Pflegepersonals, desto höher das Risiko eines Sturzes.
- Kurz vor oder zu Beginn der Morgenpflege wird vermehrt gestürzt.
- Die geringste Sturzhäufigkeit liegt zu den Mahlzeiten, in den Morgenstunden zwischen 7:30 Uhr und 09:30 Uhr sowie in den Abendstunden zwischen 20:30 Uhr und 22:30 Uhr.
- Die höchste Anzahl der Stürze wird um 14:30 Uhr herum festgestellt.

Die Protokollierung und Erfassung jedes Sturzes sollte Standard sein (entsprechend der Empfehlung des Expertenstandards) und in eine aussagekräftige Statistik einfließen, die Aussagen über Veränderungen hinsichtlich Sturzhäufigkeit und die Zeitpunkte und Orte der Stürze ermöglicht, um mögliche, bisher nicht erkannte Gefahrenquellen bewusst zu machen und daraus gezielte Maßnahmen ableiten zu können.

Besonders frakturgefährdet sind Menschen mit **Osteoporose**, deren Knochensubstanz bei weiterer Schonung und Bewegungseinschränkung noch brüchiger zu werden droht und die sich daher unbedingt bewegen sollten. Oft entwickeln alte Menschen in den Pflegeheimen allererst deswegen eine Osteoporose, weil sie nicht mehr regelmäßig und ausreichend ans Tageslicht kommen. Daher sind Spaziergänge im Freien eine sehr gute Maßnahme, die Knochensubstanz möglichst stabil zu halten, mithin Frakturprävention. Neben kalzium- und eiweißreicher Ernährung und bekannten sturzprophylaktischen Maßnahmen ist vor allem zu schauen, wie Sturzfolgeschäden, zum Beispiel durch den Einsatz von Helmen, Ellbogen- und/oder Knieschützern oder Trochanterschutzhosen, minimiert werden können. Der alte Mensch sollte seinen zunehmenden Hilfebedarf möglichst zeitnah und unkompliziert zum Ausdruck bringen können, damit passgenaue Interventionen folgen können.

Passgenaue Interventionen

Sturzprävention ist eine multiprofessionelle Aufgabe, bei der professionelle Pflege die entscheidende Rolle als Experte, Berater oder als Vermittler einnimmt. Durch den Einsatz von Hilfsmitteln, die Beachtung grundlegender Prinzipien und gezieltes Training können die Häufigkeit und die Schwere der Folgen von Stürzen nachweislich verringert werden. Neben der Pflege sind aber auch Mediziner und Therapeuten ebenso herausgefordert wie Betreuungskräfte.

In der Pflege liegt das Hauptaugenmerk zunächst darauf, das Risiko zu identifizieren, in einem nächsten Schritt im Rahmen hinsichtlich der **extrinsischen Risikofaktoren** zu beraten und Maßnahmen zur Sturzprävention in die Wege zu leiten. Dabei ist Sturzprophylaxe als Bestandteil der Prävention immer auch Fraktur- bzw. Verletzungsprophylaxe. Nur zehn Prozent der Stürze sind extrinsisch bedingt. Hier greifen insbesondere Maßnahmen der Umfeld- oder Umgebungsgestaltung, der Wohnraumanpassung, des barrierefreien Zugangs und des gezielten Hilfsmitteleinsatzes zum Beispiel mit Rollatoren oder angepassten Rollstühlen.

Zehn Prozent der Stürze beruhen auf Synkopen bzw. Ohnmachtsanfällen oder Schwindel. Ist die Ursache von Stürzen bekannt, müssen Mediziner und Pflege insbesondere hinsichtlich Arzneimittelgabe und Krankenbeobachtung gut zusammenarbeiten.

Bei den ganz normalen **Alltagsaktivitäten** erfolgen die meisten Stürze. Also sollte auch genau dort die besondere Aufmerksamkeit der Pflegekräfte liegen. Bei Funktionseinbußen in Folge von Erkrankungen ist die Zusammenarbeit mit Ergotherapeuten und Physiotherapeuten sehr wichtig. Die entsprechenden Handlings sollten insbesondere bei Schlaganfallpatienten abgestimmt sein und nicht voneinander abweichen.

Seh- und Hörbeeinträchtigungen müssen erkannt und wenn möglich kompensiert werden. Besonders oft treten Stürze in Zusammenhang mit Toilettengängen und/oder Inkontinenz auf. Entsprechend gilt es, das Kontinenzprofil des Betroffenen zu ermitteln und daraus die geeigneten Maßnahmen abzuleiten. Gerade die Abhängigkeit von Hilfe, sei es im Hinblick auf die Mobilität oder auf das entsprechend eingesetzte Hilfsmittel, erhöht die Anzahl gefahrengeneigter Situationen. Demenzkranke Menschen mit einer motorischen Dranginkontinenz sollten nach Auswertung eines Miktionsprotokollen immer dann zur Toilette begleitet werden oder ein Hilfsmittel angeboten bekommen, bevor der Harndrang einsetzt. Wenn man auf die Signale wie Unruhe und Umherirren oder die sprachliche Aufforderung „Ich muss zur Toilette!" wartet, ist es in der Regel zu spät, die Toilette zu erreichen. Und so kommt es bei Unruhezeichen oder beim Gang zur Toilette zum unfreiwilligen Urinabgang. Regelmäßiges, geplantes und individuell abgestimmtes Toilettentraining stellt also eine gute Sturzprophylaxe dar und verhindert langfristig, dass zu voreiligen Fixierungsmaßnahmen gegriffen wird.

Stürze in der Vorgeschichte der Patienten führen bekanntermaßen leicht zu Angst vor Stürzen, was die intrinsischen Risikofaktoren noch weiter befeuern kann. Diesen Teufelskreis gilt es unbedingt zu unterbrechen.

Wie bereits konstatiert: Stürze gehören zum normalen Lebensrisiko und sind nicht hundertprozentig zu vermeiden! Insofern bedeutet Sturzprophylaxe immer auch Frakturprophylaxe. Wenn schon stürzen, dann nicht mit so schwerwiegenden Folgen!

Durch Überbehütung oder Bewegungsvermeidung können Stürze keinesfalls verhindert werden. Nur sitzen oder liegen, um die Sturzgefahr zu verhindern, bewirkt genau das Gegenteil. Beeinträchtigung der Kognition und Stimmung (Demenz, Depression) können die Folge sein. Jede Form der Bewegungseinschränkung sollte unbedingt vermieden werden. Geht sie einher mit aktiven Fixierungsmaßnahmen, bedarf sie zudem der richterlichen Genehmigung.

Folgende **Prinzipien und Programme** haben sich bewährt:

Prinzipien und Programme

1. Gezielte krankengymnastische Programme zur Stärkung von Kraft und Balance mit Erhalt der Muskelmasse: Teilweise werden solche Programme von den Krankenkassen gefördert.
2. Schulung und Motivation zum Gebrauch von Hilfsmitteln aller Art (Rollatoren, Greifzangen, Meldesystemen etc.): Hier ergeben sich oft Widerstände bei den Betroffenen. Dennoch muss beraten werden und diese Beratungstätigkeit sollten Pflegende auch zur Rechtssicherheit dokumentieren!
3. Einsatz von Hilfsmitteln an besonders gefährdeten Körperpartien, z.B. Hüftprotektoren (◨ Abb. 2.2, ◨ Abb. 2.3): Auch hier ist die Bereitschaft oft nicht vorhanden. Allerdings hat sich der Tragekomfort der entsprechenden Hilfsmittel in den letzten Jahren deutlich verbessert.
4. Spiele und Aktivitäten jeder Art, bei denen Kraft und Gleichgewichtssinn herausgefordert werden: Neben dem Sitztanz sei hier besonders der Einsatz von Spielkonsolen (z. B.: Wii) empfohlen! Viele Heime machen damit gute Erfahrungen und diese Form der spielerischen Anwendung kann gut durch Betreuungskräfte nach § 43 b SGB XI erfolgen.
5. Mobilisation als Teil des Pflegekonzepts: Dies erscheint als die wichtigste Empfehlung. Jeder Transfer und jede

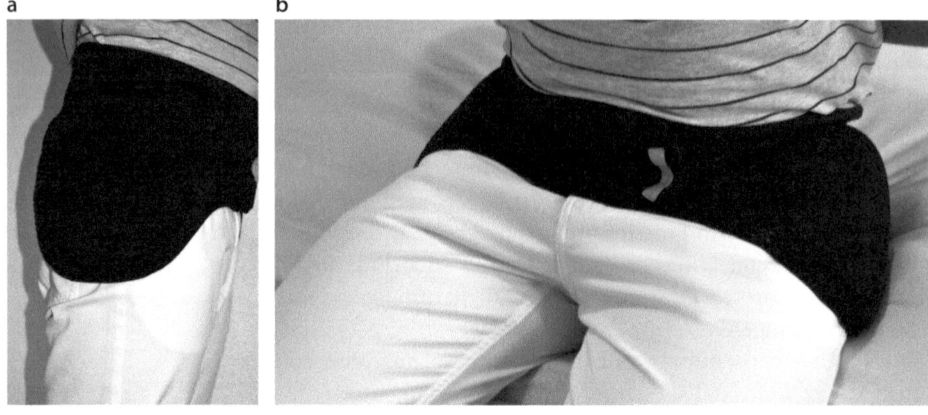

◘ Abb. 2.2   Ein Trochanterschutz, der per Klettverschluss auch über der Hose getragen werden kann. (Fotos: Michael Thomsen mit freundlicher Unterstützung des Altenpflegeheims St. Marien, Belm)

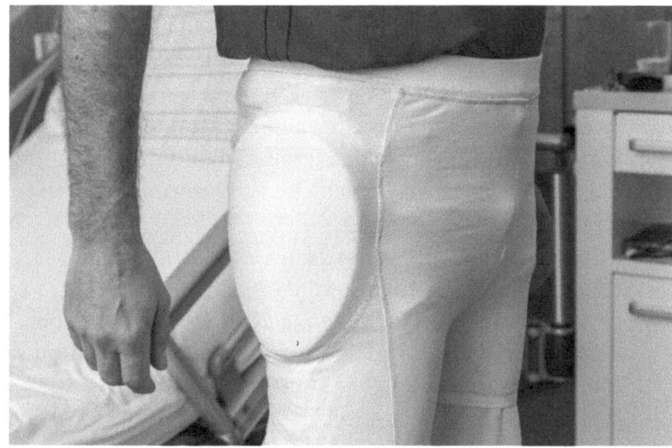

◘ Abb. 2.3   Trochanterschutz, als Hose zu tragen. (Foto: Mit freundlicher Genehmigung der Firma Rölke Pharma GmbH, Hamburg)

Begleitung aus dem Zimmer in andere Bereiche der Einrichtung ist ein Beitrag zur Sturzprophylaxe. Jeder Transfer ist also als eine Chance und weniger als Risiko zu begreifen!

6. Viel Bewegung an frischer Luft: Sonnenlicht dient dabei nicht allein der Stimmungsaufhellung, sondern ist ebenfalls gut für die Knochenstruktur.

7. Eine Ernährung, die insbesondere dafür sorgt, dass die Knochendichte verbessert (Osteoporoseprophylaxe) wird. Mäßiges Übergewicht gilt gemeinhin ebenfalls als gewisser Knochenschutz.

> Sturzereignisse nehmen mit zunehmendem Alter zu, sind aber nicht gänzlich zu vermeiden. Der Schwerpunkt pflegerischer Intervention sollte darin bestehen, Mobilität zu fördern und Sturzfolgeschäden zu minimieren.

Merke

2.4.2 Expertenstandard „Erhaltung und Förderung der Mobilität von Pflegebedürftigen"

Zunehmend wichtiger wird es für Pflegefachkräfte den Mobilitätsstatus von Pflegebedürftigen nicht nur richtig einzuschätzen, sondern ihn auch adäquat zu beschreiben. Bei Verfahrenspflegschaften zur Fixierungsvermeidung treten genau hier oft Defizite zutage. In diesem Zusammenhang dürften die Aussagen des Expertenstandards tatsächlich eine Qualitätsverbesserung bewirken. So sollen die Ergebnisse der Einschätzung in allen genannten Dimensionen in übersichtlicher Form zusammenfassend dokumentiert werden. Folgende Punkte gilt es danach zu beschreiben (◨ Tab. 2.2).

Umgebungsbedingungen beschreiben

In fast allen Punkten sind die Schnittmengen zur Fixierungsvermeidung erkennbar.

Hinsichtlich der Beschreibung des Mobilitätsstatus werden zu folgenden **Umgebungsbedingungen** (Settings) Aussagen erwartet:

- Lagewechsel in liegender Position
- Halten einer aufrechten Sitzposition
- Transfer (aufstehen, sich hinsetzen, sich umsetzen)
- Fortbewegung über kurze Strecken (Wohnräume)
- Treppensteigen

Neues Begutachtungsverfahren

Im Rahmen des neuen Begutachtungsverfahrens (NBA) fragen die Prüfer des MDK diese Positionen einzeln ab und bewerten sie jeweils anhand der folgenden Kriterien:

selbstständig	0 Punkte
überwiegend selbstständig	1 Punkt
überwiegend unselbstständig	2 Punkte
unselbstständig	3 Punkte

Bewohner, die im Hinblick auf den Lagewechsel unselbstständig sind, dürften am ehesten zu denjenigen gerechnet werden, bei denen eine richterliche Genehmigung gar nicht erforderlich ist. Ähnlich könnte tendenziell ein

◘ Tab. 2.2   Dokumentation möglicher Einflüsse auf die Mobilität

	Beispiele
Früherer und aktueller **Status der Mobilität:**	Noch vor acht Wochen am Rollator sicher gegangen, seit zwei Wochen auf Begleitung angewiesen, da ….
Wichtige körperliche, kognitive und psychische Beeinträchtigungen, die als **hinderlich** für Maßnahmen zur Erhaltung und Förderung von Mobilität anzusehen sind:	Parkinson Neglect Angst vor Stürzen
Wichtige körperliche, kognitive und psychische Ressourcen, die als besonders **förderlich** für Maßnahmen zur Erhaltung und Förderung von Mobilität anzusehen sind:	Stark motiviert hält sich an Absprachen nutzt adäquat Klingelrufanlage
Relevante **Umgebungsfaktoren** und die Art ihrer Wirkung (mobilitätsfördernd/mobilitätshemmend):	kleines Zimmer langer Weg zur Toilette
Besonderheiten, beispielsweise besonders wichtige krankheits- und therapiebedingte Einflüsse oder individuelle **Risiken** für einen (weiteren) Mobilitätsverlust:	Osteoporose Marcumar-Patient Kontrakturen
Hinweise auf den individuellen **Beratungsbedarf** des Pflegebedürftigen und Angehörigen aus der Sicht der Pflegefachkraft:	Trochanterschutzhose Hilfsmittelempfehlung Trainingsangebote
Benennung möglicher Ansatzpunkte zur Mobilitätsförderung, die sich aus der Einschätzung ergeben (z. B. Benennung der Fähigkeiten, die zielgerichtet trainiert werden könnten, Veränderungen der Umgebungsgestaltung, Hilfsmitteleinsatz, Information oder Beratung):	Kann Klingel selbst bedienen Hat nicht Kraft und Koordinationsvermögen, um Bettseitenteile zu übersteigen

Negativbescheid resultieren, wenn eine Person eine Sitzposition nicht selbstständig oder überwiegend unselbstständig halten kann.

Im Hinblick auf die Ausbildung von Verfahrenspflegern erscheint es hier sinnvoll, zukünftig die gleiche Sprache zu sprechen. Das heißt, dass in den Stellungnahmen zu den jeweiligen Punkten entsprechende Aussagefiguren oder Einteilungen übereinstimmen sollten.

Eine genaue und nachvollziehbare Bewegungsbeschreibung in Pflegeanamnesen und -berichten fällt den Pflegenden oft schwer. Zwar findet man in Pflegeplänen Listen von Problemen im Zusammenhang mit der Mobilität der Pflegebedürftigen, aber selten lässt sich aus der Dokumentation der **konkrete Mobilitätsstatus,** das Wie und Wodurch von Mobilisierungsmaßnahmen nachvollziehbar herauslesen.

Mobilitätsstatus

In diesem Zusammenhang können sich viele Fragen ergeben:
- Welche Gehstrecke kann der Bewohner/Patient allein bewältigen?
- Welche Zeit benötigt er dafür?
- Wurde ein Test (timed up & go) durchgeführt
- Besteht Sturzgefahr und wenn ja, warum?
- Wie ist das Gangbild?
- Wird ein Hilfsmittel benutzt? Kann er es alleine benutzen?
- Kann er den Rollstuhl benutzen oder muss er geschoben werden?
- Kann der Bewohner/Patient stehen oder gehen?
- Kann er sich alleine und ohne Hilfe (z. B.: vom Bett in den Rollstuhl) umsetzen?
- Wo hält er sich tagsüber auf? Wie kommt er zu den verschiedenen Orten?
- Kann er im Falle eines Hilfebedarfs Hilfe herbeirufen (klingeln)?
- In welcher Phase der Immobilität befindet er sich?

Im Expertenstandard wird auch auf die wissenschaftlichen Untersuchungen von Angelika Zegelin Bezug genommen, die das Phänomen des Bettlägerigwerdens in stationären Pflegeheimen zum Gegenstand hatten. In den Untersuchungen konnten typische Mobilitätsphasen identifiziert werden (◘ Tab. 2.3).

Anmerkung: Der Timed-up&go-Test ist ein leichter Test, bei dem der Bewohner aufgefordert wird, aus einem Stuhl mit Armlehnen nach Aufforderung und unter Nutzung eines Hilfsgeräts drei Meter zu einer auf dem Boden aufgezeichneten Linie zu gehen, dort umzudrehen und wieder zurück zum Stuhl zu gehen und sich dort zu setzen. Der Zeitaufwand ist Grundlage der Auswertung.

Ein Großteil der in Phase 5c verorteten Bewohner wird das Kriterium völliger Bewegungsunfähigkeit erfüllen und somit

◘ Tab. 2.3 Typische Mobilitätsphasen

	Phase	Merkmale	Aussagen zu/ Mögliche Fragen
1	Instabilität	schlechter Allgemeinzustand, Schmerzen, Depression, Gangunsicherheit, Schwindel	**Timed up & go:** unter 10 s ☐ 11–19 s ☐ 20–29 s ☐ über 30 s ☐ **Risikofaktoren Sturz:**…. selbstständiges Treppensteigen?
2	Ereignisphase	Neue Umgebung, Heimeinzug Krankenhausaufenthalt Sturz Infekt Verlusterlebnis Sonstiges	☐ ☐ ☐ am: ………………………………… ☐ ☐ ☐ ☐ …………………………………
3	Immobilität im Raum	Wechsel zwischen verschiedenen Orten fällt schwer, benutzt Hilfsmittel, braucht Begleitung	Selbstständige Fortbewegung über kurze Strecken (Wohnräume)? (gehend) Wegstrecke: ……………… Meter Hilfsmittel: ………………………………………… ………………………………………………………… Wegstrecke in Begleitung: …………….. Meter Kognitive Ressourcen: ………………………………

(Fortsetzung)

◘ Tab. 2.3 (Fortsetzung)

	Phase	Merkmale	Aussagen zu/ Mögliche Fragen
4a	Ortsfixierung – Leichte Form	Ein **Transfer** ist nicht mehr ohne Hilfe möglich! Gewisser, selbstbestimmter Bewegungsradius im Rollstuhl	Kann er Hilfe rufen? ☐ ja ☐ nein Kann er die Klingel benutzen? ☐ ja ☐ nein Wie wird der Transfer durchgeführt? .... Personenzahl/Hilfsmittel: .... Selbstständige Fortbewegung über kurze Strecken (Wohnräume)? (im Rollstuhl) Bewegungsradius: .... Meter
4b	Ortsfixierung – Mittelschwere Form	Noch kurze Strecken im Rollstuhl selbst (z.B. vom Zimmer zum Essenstisch oder Bad)	Toilettengänge? Selbstständiges Halten einer aufrechten Sitzposition?
4c	Ortsfixierung – Schwere Form	Hält sich tagsüber überwiegend am gleichen Ort auf, zu dem er bewegt oder transferiert wurde	Mobilisierungsmaßnahmen
5a	Bettlägerigkeit – Leichte Form	Wird noch für 4-5 Stunden täglich aus dem Bett heraus mobilisiert	Bettseitenteil links / rechts?
5b	Bettlägerigkeit – Mittelschwere Form	Wird nur noch zu bestimmten Anlässen transferiert (Ausscheiden, Duschen)	Selbstständige Lagewechsel in liegender Position?
5c	Bettlägerigkeit – Schwere Form	Hält sich 24 Stunden täglich im Bett auf	Bewegungsunfähigkeit?

einer richterlichen Genehmigung nicht bedürfen. Die hier skizzierte Übersicht kann als eine Art Checkliste zur Identifizierung der Mobilitätsphase einerseits und zur Beschreibung des Mobilitätsstatus andererseits genutzt werden.

Die Entscheidung für Alternativen zu freiheitseinschränkenden Maßnahmen bei Sturzgefahr von alten Menschen sollte sich unter anderem am Status der Mobilität orientieren. **Grundsätzlich** gilt, dass nach Möglichkeit versucht wird zu vermeiden, dass die jeweils nächste Phase der Immobilität eintritt.

In der **Phase der Instabilität,** die beispielsweise durch Gangunsicherheit, Umzug in eine ungewohnte Umgebung oder aufgrund einer Depression bedingt sein könnte, sollte die Ursache für diese Instabilität erkannt werden, um gezielte Maßnahmen zur Gegensteuerung zu initiieren. So kann hinter einer Gangunsicherheit eine behandlungsbedürftige Erkrankung stecken, aber auch Nebenwirkungen von neu angesetzten Medikamenten können Auslöser sein. Nicht selten ist die Instabilität Ausdruck einer Depression. Ist der Grund für die Instabilität auf Umgebungsfaktoren zurückzuführen, sollte eine gute und engmaschige Beobachtung sowie Milieu- und Umfeldgestaltung im Vordergrund stehen. Gerade Menschen, die zum Beispiel in eine neue Umgebung wie ein Altenpflegeheim eingezogen sind, brauchen in der Einzugsphase Eingewöhnungshilfen und Orientierung. Im Sinne sturzprophylaktischer Ziele stehen der Erhalt von Selbstständigkeit und größtmögliche Bewegungsfreiheit an oberster Stelle.

Allerdings kann nicht immer vermieden werden, dass ein Ereignis wie ein Sturz, ein Infekt oder ein psychisch belastendes Erlebnis den alten Menschen regelrecht aus der Bahn wirft, was Außenstehenden manchmal gar nicht auffällt. Das Pflegepersonal muss hier besonders empfänglich bleiben für die Signale der Bewohner und die mögliche Tragweite solcher Ereignisse. Zum Beispiel könnte ein vermehrt unruhiges Verhalten eines Menschen mit Demenz auch Ausdruck von Schmerzen sein. Entsprechend ergeben sich hier Schnittmengen zum Expertenstandard Schmerzmanagement. Eine passgenaue Schmerzerfassung und gezielte Beobachtung sollten das Assessment komplettieren.

Der alte Mensch ist bei jeder Veränderung besonders anfällig dafür, den Halt zu verlieren. Ein vorübergehender Krankenhausaufenthalt oder eine Medikamentenumstellung kann Auslöser für weitere Immobilisierung sein. Es sollte rasch und abgestimmt interveniert werden. Dabei lassen sich die besten Ergebnisse häufig in einer Fallbesprechung erzielen.

Gerät der alte Mensch dann doch in die dritte Phase, der **Immobilität im Raum,** sollten Maßnahmen der Mobilitätsförderung, zum Beispiel Kraft- und Balancetraining, unbedingt forciert werden. Diese Phase ist charakterisiert durch insgesamt weniger Eigenbewegung, höheren Hilfebedarf, weniger Kontakte und möglicherweise einen inneren Rückzug. Dieser Zustand ist der beste Zeitpunkt für aktivierende Pflege. Hier kann das **Drei-Schritte-Programm** (Zegelin) neben gezieltem Toilettentraining und der Anleitung bei der Nutzung von Hilfsmitteln aufschiebende Wirkung haben.

Phase der Immobilität im Raum

Protektive Kleidungsteile wie Trochanter-Schutzhosen oder Helme (◘ Abb. 2.4) können erwogen und angeraten werden. Wichtig ist hier die Haltung von Mitarbeitern in der Pflege. Nicht die Vermeidung des Sturzes, sondern die Verhinderung von Sturzfolgeschäden sollte grundsätzlich im Vordergrund stehen. Motto: Hinfallen ist erlaubt, Stürzen nicht.

Häufig spielt dem Bewohner das **nachlassende Gedächtnis,** zum Beispiel im Rahmen einer fortschreitenden Demenzerkrankung, einen Streich. Signalsysteme wie Kontaktmatten oder optische Signalsysteme können eine Lösung sein. Es gilt also, den höheren Hilfebedarf durch technische oder personelle Lösungen bei Erhalt der verbliebenen Ressourcen auszugleichen.

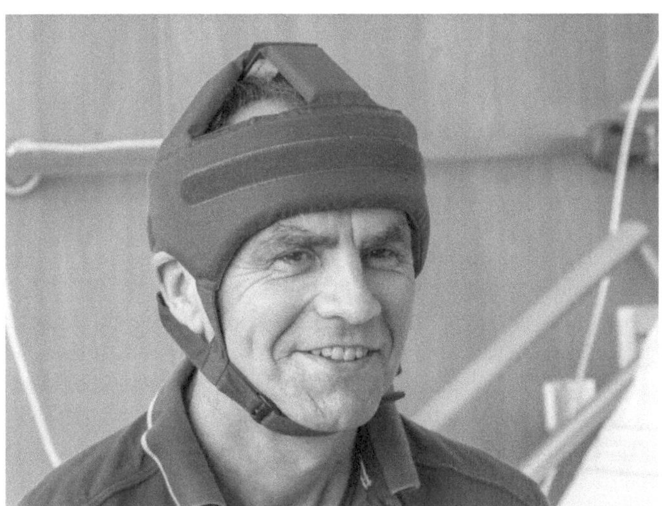

◘ **Abb. 2.4** Helm. (Mit freundlicher Genehmigung von Michael Janousek)

Geteilte bzw. teilbare Bettseitenteile oder Beleuchtungssysteme und kreative Lösungen der Umfeldgestaltung können ebenso dazu beitragen, die Mobilität weitestgehend zu erhalten. Weniger geeignet in dieser Phase sind etwa Matten vor dem Bett bei Personen, die sich noch selbst auf die Bettkante setzen und aufstehen können oder könnten, aber stand- oder gangunsicher sind und daher auf begleitende Hilfe angewiesen sind. Diese Maßnahme würde in der Phase der Immobilität im Raum die Gefahr des Stürzens nur erhöhen, da durch das Stehen auf der „wabbeligen" Matte die Standunsicherheit noch gesteigert wird.

Ein **Transfer vom Bett in den Rollstuhl** ist vielleicht noch gut möglich, bedarf aber der Hilfe und Unterstützung durch das Pflegepersonal. Solche Transfers sollten möglichst häufig am Tag stattfinden, um eine weitere Immobilisierung zu verhindern. Bewohner mit erhöhtem Bewegungsdrang und gleichzeitig hoher Sturzgefahr könnten in diesem Fall mit einem sogenannten „Gehfrei" oder Walker (s. u.) versorgt werden.

Entscheidend wird sein, dass die Phase der Immobilität im Raum so lange wie möglich durch geeignete, sturzpräventive und sturzprotektive Maßnahmen stabil gehalten wird, der Bewohner also nicht in die Phase der „Ortsfixierung" gerät. In der Phase 3 besteht keine Indikation für bewegungseinschränkende Maßnahmen. Im Gegenteil, es muss alles unternommen werden, um das Eintreten der vierten Phase zu vermeiden.

In der (vierten) **Phase der Ortsfixierung** sind eigene Transferleistungen, z. B. vom Rollstuhl ins Bett, nicht mehr oder nur sehr eingeschränkt und gefahrengeneigt möglich. Sie gelingen nicht mehr ohne Hilfe oder nur mit großem Aufwand entweder durch zusätzliche Pflegemitarbeiter oder unter Einsatz technischer Hilfsmittel wie Lifter oder Stehhilfen.

Innerhalb von etwa 18 Monaten nach Einzug befinden sich der Studie von Zegelin zufolge etwa 30–50 Prozent der Heimbewohner in diese Phase. Die Bewohner sprechen auch von einem Gefühl des „Festgenageltseins". Diese Bewohner werden in der Regel tagsüber in einen Rollstuhl transferiert, aus dem sie allein nicht mehr aufstehen können. Im fortgeschrittenen Stadium können sie den Rollstuhl auch nicht mehr selbst bewegen. Zegelin unterscheidet dabei leichte und schwere Formen der Ortsfixierungen mit Überschneidungen zur letzten Phase. Hier sind weitergehende, sturzpräventive Maßnahmen für den Fall angezeigt, in dem der Bewohner in Verkennung seiner tatsächlichen Kräfte einen Bewegungsdrang zeigt, der dann Sturzereignisse zwangsläufig zur Folge hätte.

Leider werden spätestens in dieser Phase häufig freiheitseinschränkende, bzw. bewegungseinschränkende Maßnahmen eingesetzt, obwohl es in den meisten Fällen gute Alternativen gibt. Niedrigflurbetten können im Einzelfall eine Lösung darstellen, aber auch Signalsysteme und Lagerungshilfsmittel können mildere Mittel darstellen. Nur in seltenen Ausnahmefällen sind richterlich genehmigte Fixierungsmaßnahmen gerechtfertigt.

Als letzte Phase wird die **Bettlägerigkeit** bezeichnet. Hier können je nach Liegedauer eine leichte, mittlere und schwere Form unterschieden werden. Zu Stürzen kommt es in dieser Phase in der Regel nicht. Oft reicht ein geteiltes Bettgitter, eine Lagerungsschlange oder eine unter die Matratze gesteckte Deckenrolle vollkommen aus.

Phase der Bettlägerigkeit

Einerseits scheinen die von Angelika Zegelin beschriebenen Immobilitätsphasen in gewisser Weise einer kaum oder nur selten umkehrbaren Entwicklungslogik zu entsprechen, dennoch sollte es pflegerisches Ziel sein, das Voranschreiten oder das Abrutschen in eine weitere Phase der Immobilität zu vermeiden oder hinauszuzögern.

Solange Bewohner ihren Hilfebedarf dem Pflegepersonal anzeigen können, stellt genau diese Kompetenz die wichtigste Ressource dar, um den Immobilisierungsprozess zu verlangsamen. Je häufiger der Bewohner sich bewegt oder beim Bewegen unterstützt wird, desto geringer ist die Gefahr des Stürzens. Wenn es gelingt, die Phase der Ortsfixierung möglichst weit hinaus zu zögern, werden protektive Maßnahmen zum Schutz vor Stürzen deutlich seltener erwogen werden müssen.

> **Eine vollständige Bettlägerigkeit gilt es zu vermeiden. Pflegeziel kann es sein, die jeweils höhere Mobilitätsstufe wieder zu erreichen.**

Merke

Weiterführende Literatur

Huhn S (2018) Mehr Freiheit zulassen. Die Schwester/Der Pfleger 57(4):15–19

Schrank S et al (2013) Prävalenzerhebung zur Bettlägerigkeit und Ortsfixierung. Pflegewissenschaft 04:230–238

► http://www.aerztezeitung.de/politik_gesellschaft/pflege/article/866076/unfall-heim-richterin-will-omnipraesente-pflege-fachkraefte.html. Zugegriffen: 4. März 2018

► http://www.bfarm.de/SharedDocs/Risikoinformationen/Medizin-produkte/DE/fixierungssysteme_Stellungnahme_Uni-Witten.html. Zugegriffen: 5. Mai 2017

► http://www.bfarm.de/SharedDocs/Risikoinformationen/Medizin-produkte/DE/bauchgurte_2012.html?nn=3495464. Zugegriffen: 4. März 2018

► https://www.dnqp.de/de/expertenstandards-und-auditinstrumente/#c28967. Zugegriffen: 7. Mai 2017

► https://www.gkv-spitzenverband.de/pflegeversicherung/qualitaet_in_der_pflege/expertenstandards/expertenstandards.jsp. Zugegriffen: 7. Mai 2017

Rechtliche Aspekte

© Springer-Verlag GmbH Deutschland, ein Teil von Springer Nature 2019
M. Thomsen, *Fixierungen vermeiden*, https://doi.org/10.1007/978-3-662-57552-9_3

3.1 Gesetzeslage für Fixierungen in österreichischen Pflegeheimen

In Österreich muss laut Heimaufenthaltsgesetz (kurz HeimAufG) bei Vornahme einer Freiheitsbeschränkung in Pflegeheimen durch deren Personal Folgendes beachtet werden:

Heimaufenthaltsgesetz in Österreich

- Eine Freiheitsbeschränkung darf nur aufgrund einer Anordnung einer dazu befugten Person vorgenommen werden.
- Bei längerfristigen Freiheitsbeschränkungen ist ein ärztliches Dokument einzuholen.
- Vor Anordnung einer Freiheitsbeschränkung ist der Bewohner aufzuklären.
- Die Freiheitsbeschränkung ist schriftlich zu dokumentieren.
- Von einer länger als 48 Stunden dauernden oder über diesen Zeitraum hinaus wiederholten Freiheitsbeschränkung ist der Einrichtungsleiter zu verständigen; dieser wiederum hat die Vertreter und die Vertrauensperson des Bewohners zu informieren.

Die Vornahme selbst muss nicht durch die anordnungsbefugte Person erfolgen. Es müssen nur nachstehende Grundsätze beachtet werden:
- Die Verantwortung für die Freiheitsbeschränkung an sich liegt bei der anordnenden Person.

Jene Person, die den angeordneten Eingriff vornimmt, trägt lediglich Durchführungsverantwortung.

Entweder ein zu Pflegender ist entscheidungsfähig in Bezug auf die Unterbindung einer Ortsveränderung und stimmt einer Freiheitsbeschränkung selbst zu oder es liegt eine Freiheitsbeschränkung im Sinne des § 3 Absatz 1 HeimAufG vor, die zwar auch zulässig sein kann, die aber eben ohne oder gegen den Willen des zu Pflegenden erfolgt.

Falls ein zu Pflegender nicht entscheidungsfähig ist – unabhängig von der Geschäftsfähigkeit –, kann in Österreich nicht einmal ein gesetzlicher Vertreter für den zu Pflegenden in eine Fixierung einwilligen, da es sich bei der Einwilligung in Fixierungen um eine höchstpersönliche, absolut vertretungsfeindliche Angelegenheit handelt. Die Zustimmung des gesetzlichen Vertreters kann daher nur auf die bloße medizinische Behandlung gegeben werden. Falls diese reine medizinische Behandlung, den Patienten durch die Wirkung der Medikamente zudem auch „ruhiger stellt" kann dies noch nicht als chemische Fixierung bewertet werden.

Der zu Pflegende, sein Bewohnervertreter, sein bestellter Vertreter nach § 8 Absatz 1 HeimAufG oder sein Sachwalter bzw. seine Vertrauensperson, als auch der Leiter der Einrichtung sind Parteien im Verfahren der Freiheitsentziehung und bei der gerichtlichen Überprüfung des Freiheitsentzugs gleichrangig befugt, eine gerichtliche Überprüfung der Freiheitsbeschränkung zu beantragen. Die Gerichte werden daher nicht von Amts wegen aktiv, sondern erst nachdem sie einen Antrag auf Überprüfung erhalten haben. Die Kosten des gerichtlichen Verfahrens trägt der Bund. Wird ein Anwalt oder ein Notar mit der Vertretung beauftragt, so hat grundsätzlich der zu Pflegende diese Kosten selbst zu tragen, es sei denn, die Freiheitsbeschränkung war rechtswidrig und schuldhaft.

Durch die Beschwerdemöglichkeit soll auch den Anforderungen des Artikels 6 Absatz 1 PersFrG (Bundesverfassungsgesetz über den Schutz der persönlichen Freiheit) in Österreich entsprochen werden. Innerhalb von sieben Tagen ab Eingang des Antrags bei Gericht muss sich der Richter bei der Anhörung des zu Pflegenden einen ersten persönlichen Eindruck verschaffen. Ein Sachverständiger, der keinesfalls der Pflegeeinrichtung angehört, kann hinzugezogen werden. Wird die erste Anhörung des zu Pflegenden nicht gleich mit einer mündlichen Verhandlung verbunden, so muss das Gericht am Schluss der Anhörung in Form eines mündlich zu verkündenden Beschlusses über die vorläufige Zulässigkeit der Freiheitsbeschränkung entscheiden. Das Verfahren wird zweigeteilt: In eine erste Anhörung einschließlich erster Entscheidung und in die eigentliche, mündliche Verhandlung.

Bei Vorliegen der Voraussetzungen einer Freiheitsbeschränkung muss das Gericht diese vorläufig für zulässig erklären und innerhalb von 14 Tagen eine mündliche Verhandlung anberaumen. Falls das Gericht hingegen befindet, dass die Voraussetzungen für eine Freiheitsbeschränkung nicht vorliegen, hat es diese für unzulässig zu erklären und die Freiheitsbeschränkung ist sofort aufzuheben, es sei denn, das Gericht hat einem Rekurs des Einrichtungsleiters sogleich aufschiebende Wirkung zuerkannt.

Die weitere mündliche Verhandlung findet – unter Teilnahme aller Beteiligten – in den Räumlichkeiten des Pflegeheims, öffentlich, aber unter möglichster Schonung des zu Pflegenden statt.

Verfahrensparteien

Beschwerdemöglichkeit

3

Für die Beurteilung, ob eine psychische Krankheit oder eine geistige Behinderung vorliegt (nur dann ist eine Freiheitsbeschränkung im Sinne des HeimAufG zulässig), ist ein Facharzt für Psychiatrie oder Neurologie zu bestellen; zur Beurteilung pflegerischer Fragen oder Fragen zur Durchführung der Freiheitsbeschränkung entsprechend den Pflegestandards hingegen eine Pflegekraft (LG Salzburg 29.12. 2010, 21 R 346/10v). Zum Abschluss der mündlichen Verhandlung muss der Richter, der die Verhandlung geführt hat, über die Zulässigkeit der Freiheitsbeschränkung entscheiden. Der begründete Beschluss muss mündlich kundgemacht und dem zu Pflegenden erläutert werden.

Facharzt und Pflegekraft sind zu bestellen

Wenn das Gericht die **Freiheitsbeschränkung für zulässig** erklärt, muss es im Beschluss deren zulässiges Ausmaß und nähere Umstände sowie eine sechs Monate nicht übersteigende Frist festlegen, in der eine Freiheitsbeschränkung am zu Pflegenden vorgenommen wird. Das Gericht kann diese Zulässigkeitserklärung auch an Auflagen knüpfen. So kann zum Beispiel eine Freiheitsbeschränkung nur so lange aufrechterhalten werden, bis die Pflegeeinrichtung alternative Pflegebehelfe angeschafft hat, eine Therapie oder Förderungsmöglichkeit zur Verfügung stellt oder sonstige alternative Maßnahmen schafft, die eine Freiheitsbeschränkung obsolet machen (Strickmann 2012, S. 204 ff.).

Zulässigkeit der Freiheitsbeschränkung

Im Fall der **Unzulässigkeitserklärung** nach § 15 Absatz 3 HeimAufG ist die Freiheitsbeschränkung sofort aufzuheben, es sei denn, der Einrichtungsleiter hat in der Verhandlung gegen den Beschluss Rekurs angemeldet und das Gericht hat diesem sogleich aufschiebende Wirkung zuerkannt. Die rechtswidrige Fortsetzung einer Freiheitsbeschränkung kann nach dem Wirksamwerden einer gerichtlichen Unzulässigkeitsfeststellung sowohl straf- als auch haftungsrechtliche Folgen nach sich ziehen.

Unzulässigkeit der Freiheitsbeschränkung

Gegen den Beschluss, mit dem die Freiheitsbeschränkung für zulässig erklärt wird, können der zu Pflegende, sein Vertreter und seine Vertrauenspersonen binnen 14 Tagen ab Zustellung des Beschlusses – unabhängig voneinander – Rekurs erheben. Einzubringen beim zuständigen Bezirksgericht, ergeht das Rechtsmittel an das Landesgericht. Unmittelbar nach dem Einlangen des Rekurses hat das erstinstanzliche Gericht auszusprechen, ob die dem Rekurs nach § 15 Absatz 3 HeimAufG zuerkannte aufschiebende Wirkung fortbesteht oder die Freiheitsbeschränkung aufzuheben ist. Gegen diese Entscheidung ist ein abgesondertes Rechtsmittel nicht zulässig.

Das Rekursgericht muss im Falle einer noch andauernden Freiheitsbeschränkung innerhalb von 14 Tagen nach Eingang der Akten entscheiden. Das Gericht hat dann folgende Entscheidungsmöglichkeiten: Es kann die Entscheidung des erstinstanzlichen Gerichts bestätigen oder aber auch aufheben und entscheidet reformatorisch zugleich in der Sache selbst (Strickmann 2012, S. 214 ff.).

In gewissen Fällen (bei Nichtigkeit, wesentlicher Verfahrensmangel, Aktenwidrigkeit und unrichtige rechtliche Beurteilung) kann ein Revisionsrekurs erhoben werden. Die Frist hierzu beträgt 14 Tage, für den Einrichtungsleiter hingegen – laut jüngster Rechtsprechung – sieben Tage (OGH 07.09.2011, 7 Ob 152/11). Zu beachten ist, dass im Revisionsrekursverfahren nach dem Wortlaut des § 6 Absatz 1 AußStrG (Außerstreitgesetz und Außerstreit-Begleitgesetz) absolute Anwaltspflicht besteht (im erstinstanzlichen Verfahren ist keine, in zweiter Instanz eine relative Vertretungspflicht vorgesehen, daher bei einer Vertretung vor Gericht, muss es ein Anwalt sein). Jedenfalls und unabhängig von Rechtsmitteln ist zu beachten, dass die Freiheitsbeschränkung – auch bei gerichtlich für zulässig erklärten Freiheitsbeschränkungen – sofort aufzuheben ist, wenn die Voraussetzungen nach § 4 HeimAufG nicht mehr vorliegen.

Abschließend ist anzumerken, dass jedenfalls österreichische Gerichte keine Befugnis haben eine Freiheitsbeschränkung anzuordnen. Die Kompetenz des Gerichts laut HeimAufG erschöpft sich in einer ausschließlich prüfenden und aufhebenden (Zierl et al. 2012).

3.1.1 Nachträgliche Überprüfung durch das Gericht

Auch nach Aufhebung oder Beendigung der gesetzten Maßnahmen bzw. der Fixierungen kann der zu Pflegende, sein Vertreter oder seine Angehörigen durch das Gericht eine Feststellung erwirken, wonach die vorgenommenen Maßnahmen zu Unrecht erfolgten. Diese nachträglichen Überprüfungsanträge unterliegen gelockerten, daher von §§ 11 ff. HeimAufG abweichenden Verfahrensbestimmungen, aufgrund der Tatsache, dass die besondere Dringlichkeit des Verfahrens mangels einer noch bestehenden Freiheitsbeschränkung nicht gegeben ist.

Gegen den Beschluss, mit dem eine Freiheitsbeschränkung nachträglich für zulässig erklärt wird, können der zu Pflegende und seine Mitstreiter innerhalb von 14 Tagen ab Zustellung Rekurs erheben. Auch der Leiter der Einrichtung kann gegen einen Beschluss, wonach nachträglich die Maßnahme für unzulässig erklärt worden ist, innerhalb von 14 Tagen ab Zustellung Rekurs erheben (Strickmann 2012, S. 222 ff.).

Wie sieht die rechtliche Situation in Österreich aus, wenn eine angebrachte Fixierung aber unterlassen wird?

Rein strafrechtlich steht in Österreich neben der Strafbarkeit der Erfolgsdelikte die Unterlassung der Erfolgsabwendung auch unter Strafe, wenn zwei Bedingungen erfüllt sind:

- Nicht jede Person, sondern besondere Rechtsverpflichtete trifft die Erfolgsabwendung. So hat z.B. ein Arzt unter gewissen Voraussetzungen Garantenstellung. Nach dem ÄrzteG (Ärztegesetz) ist jeder Arzt allgemein zur Hilfeleistung verpflichtet, doch daraus entsteht nicht für jeden Arzt eine Haftung nach dem § 2 österreichisches Strafgesetzbuch (StGB). Nur wenn er der diensthabende Arzt ist, sprich wenn er Obhutsgarant ist, haftet er nach § 2 StGB (Lewisch 2007, Fall 254).
- Ein Unterlassen der Herbeiführung des Erfolgs muss einem aktiven Tun gleichgestellt sein. Hier wird die sogenannte Gleichwertigkeitsklausel angesprochen. Wobei Tun dem Unterlassen vorgeht, wenn durch das Tun auch ein Unterlassen bewirkt wird (Fuchs 2008, 344 Rz 3).
- Das diensthabende Heimpersonal hat jedenfalls gegenüber dem zu Pflegenden in der Einrichtung eine derartige Garantenstellung und ist im Sinne der Garantenstellung nach § 2 StGB immer zur Hilfeleistung verpflichtet. Strafbar ist daher auch ein Nichteinbeziehen eines Arztes bei Gefahr für Leib und Leben eines zu Pflegenden (Zierl et al. 2012, S. 45).

Bei jeglichen freiheitsbeschränkenden Maßnahmen in österreichischen Pflegeheimen handelt es sich um Maßnahmen, die hoheitlich getätigt werden. Daher haftet nur bei Fällen außerhalb des HeimAufG das Personal ex delicto nach dem österreichischen Allgemeinen Bürgerlichen Gesetz (ABGB) oder der Rechtsträger des Pflegeheims ex contractu nach dem ABGB, da nach §§ 1293 ff. ABGB Schadenersatz aus einem (zivilrechtlichem) Delikt, als auch aus einem verletzten Vertrag oder einer vertragsähnlichen Beziehung erfolgen kann.

§ 24 Absatz 1 erster Satz HeimAufG sieht eine Haftung des Bundes nach Maßgabe des Amtshaftungsgesetzes für den Schaden am Vermögen oder an der Person vor, den ein Bediensteter oder Beauftragter einer Einrichtung in Vollziehung des Bundesgesetzes durch ein rechtswidriges Verhalten, wem auch immer, durch seine Schuld zugefügt hat. Die Klage ist beim Landesgericht einzubringen und gegen die Republik Österreich, vertreten durch die Finanzprokuratur in Wien, als beklagte Partei zu richten.

Das Verschulden kann darin bestehen, dass der anordnungsbefugte Bedienstete oder Beauftragte der Einrichtung eine Freiheitsbeschränkung auf rechtswidrige Art angeordnet hat, oder dass er eben eine Anordnung, die er hätte geben müssen, in pflichtwidriger Weise unterlassen hat.

Der Bedienstete oder Beauftragte selbst haftet dem Geschädigten aber nicht. Durch den Begriff „schuldhaft" könnte dem HeimAufG ein verfassungswidriger Inhalt unterstellt werden, welcher bis dato noch nicht korrigiert wurde. Dieses in § 24 Absatz 1 HeimAufG, aber auch in § 1 Absatz 1 AHG normierte Verschuldenskriterium steht im Widerspruch zum verschuldensunabhängigen Schadenersatzanspruch auf volle Genugtuung inklusive Ersatz nicht vermögensrechtlichen Schadens, wie die verfassungsrechtlichen Vorgaben des Art 7 PersFrG (Bundesverfassungsgesetz über den Schutz der persönlichen Freiheit) und des Artikel 5 Absatz 5 Europäische Menschenrechtskonvention kurz EMRK ihn vorsehen. Die in § 5 HeimAufG vorgesehene Anordnungsbefugnis von Freiheitsbeschränkungen ist als Beleihung zu interpretieren. Aus diesem Grund finden unter anderem die Grundrechte auch im Verhältnis des Heimbewohners zu einem privatrechtlichen Heimträger Anwendung, denn die Anordnungsbefugten in einem privaten Heim werden bei der Ausübung ihrer freiheitsbeschränkenden Befugnisse funktionell für den Bund tätig (Zierl et al. 2012, S. 144).

3.2 Gesetzeslage für Fixierung in deutschen Pflegeheimen

Freiheitsentziehende Maßnahmen werden in Deutschland bei zu Pflegenden sowohl nach dem Grundgesetz für die Bundesrepublik Deutschland (GG) als auch nach dem § 1906 Absatz 4 des Bürgerlichen Gesetzbuches (BGB), zudem nach dem Psychisch-Kranken-Gesetz der jeweiligen Bundesländer geregelt, darüber hinaus bestehen Regelungen im §§ 312 ff. FamFG (Gesetz über das Verfahren in Familiensachen

3

und in den Angelegenheiten der freiwilligen Gerichtsbarkeit).

Der Bayerische Verfassungsgerichtshof stellte fest,

» der Staat darf solche Personen, die psychisch krank oder gestört sind, vor sich selbst in Schutz nehmen, weil deren Handlungen sich nicht als freiverantwortliche Ausübung von Grundrechten darstellen (BayVerfGH BayVBl 1989, 205 (2. Leitsatz) und 206 f.).

Das heißt, dass staatliche Eingriffe in die Freiheit der Person bei geistig Behinderten und psychisch Kranken gerechtfertigt sind, während bei „gesunden" Personen Halt geboten ist. Hier geht die deutsche Rechtsprechung mit der österreichischen Gesetzgebung konform.

Nach dem OLG Köln (vom 02.12.1992 (27 U 103/91)) sind Fixierungen nur zulässig, wenn sie durch einen Arzt schriftlich angeordnet werden. Nach Ablauf einer Zeitspanne, die um 24 Uhr des auf den Zeitpunkt der Fixierung folgenden Tages endet, ist eine richterliche Genehmigung erforderlich, wenn die Maßnahme darüber hinaus regelmäßig und/oder für einen längeren Zeitraum erforderlich scheint. Ein ärztliches Zeugnis reicht daher hier alleine nicht mehr – ausgenommen im Fall einer klar erkennbaren und rechtskräftigen Einwilligung des zu Pflegenden.

Richterliche Genehmigung

Anlassfälle ergeben sich hier aus Artikel 104 Absatz 2 des Grundgesetzes (GG) sowie bei regelmäßiger Fixierung bzw. bei bestimmten wiederkehrenden Anlässen für eine Fixierung.

Freiheitsentziehende Maßnahmen bis zu einer Dauer von maximal 48 Stunden (mit Unterbrechungen) sind dementsprechend in Deutschland hingegen genehmigungsfrei (Henke 2006, S. 42 ff.).

Laut Urteil des Bundesverfassungsgerichts Karlsruhe (2 BvR 309/15, 2 BvR 502/16 vom 24.7.2018) muss eine längere Fixierung von Psychiatriepatienten von nun an von Richtern genehmigt werden. Daher reicht die Anordnung eines Arztes nicht mehr aus, wenn eine direkte Fixierung länger als eine halbe Stunde andauert. Wird eine Fixierung in der Nacht vorgenommen, muss eine richterliche Entscheidung am nächsten Morgen eingeholt werden.

Urteil des Bund esverfassungsgerichts

Zwei Patienten hatten zuvor eine Verfassungsbeschwerde eingereicht, weil sie gegen ihren Willen fixiert wurden. Die Männer waren zwangsweise in einer Psychiatrie untergebracht und wurden direkt fixiert, womit die beiden Betroffenen ihr Grundrecht auf Freiheit der Person verletzt sahen. Ihres Erachtens hätte die Maßnahme durch einen Richter genehmigt werden müssen. Exakt dem ist das Bundesverfassungsgericht nun gefolgt.

Richterliche Genehmigungen zur Fixierung sind in Deutschland im Allgemeinen „*Kann*"- und keine „*Soll*"-Formulierungen. Das Pflegepersonal *kann* daher entsprechend seiner Fachlichkeit oder der gemeinsamen Expertise im Pflegeteam entscheiden. Daher liegt die letzte Entscheidung in Deutschland immer bei der zuständigen Pflegefachkraft (Henke 2006, S. 46 f.).

Bei Fixierungen in der Pflege führt das Spannungsfeld „Fixierungen gegen oder ohne den Willen der zu Pflegenden und die daraus folgenden Verletzungen" in Deutschland häufig zu hitzigen Diskussionen. Insbesondere eine Entscheidung des Bundesgerichtshofs (BGH vom 28.04.2005, Az: III ZR 399/04) trug dazu bei (diese lehnte eine weitere Beweislastumkehr ab), dass rund um Fixierungen gegen oder ohne den Willen der zu Pflegenden von nun an das **Zumutbare und Erforderliche** der Maßstab für die zu Pflegenden und das Pflegepersonal sein sollte. Dabei sind insbesondere die Würde und die Selbstständigkeit der zu Pflegenden zu wahren (Henke 2006, S. 63).

Das Gericht hat den Betroffenen vor einer Maßnahme persönlich anzuhören und sich einen persönlichen Eindruck von ihm zu verschaffen. Den persönlichen Eindruck verschafft sich das Gericht, soweit dies erforderlich ist, in der üblichen Umgebung des Betroffenen. Zudem hat das Gericht die sonstigen Beteiligten (der Betreuer des zu Fixierenden sowie Bevollmächtigte im Sinne des § 1896 Abs. 2 Satz 2 des Bürgerlichen Gesetzbuchs, kurz BGB anzuhören.

Bei **Gefahr im Verzug** kann das Gericht eine einstweilige Anordnung nach § 331 BGB bereits vor Anhörung des Betroffenen sowie vor Anhörung und Bestellung des Verfahrenspflegers erlassen. Diese Verfahrenshandlungen sind unverzüglich nachzuholen. Die einstweilige Anordnung darf die Dauer von sechs Wochen nicht überschreiten. Reicht dieser Zeitraum nicht aus, kann sie nach Anhörung eines Sachverständigen durch eine weitere einstweilige Anordnung verlängert werden. Die mehrfache Verlängerung darf die Gesamtdauer von drei Monaten nicht überschreiten. Eine Unterbringung zur Vorbereitung eines Gutachtens ist in diese Gesamtdauer einzubeziehen.

Die einstweilige Anordnung darf bei der Genehmigung einer Einwilligung in eine ärztliche Zwangsmaßnahme oder deren Anordnung die Dauer von zwei Wochen nicht überschreiten. Bei mehrfacher Verlängerung darf die Gesamtdauer sechs Wochen nicht überschreiten.

Entscheidung der Pflegefachkraft

Das Zumutbare und Erforderliche als Maßstab

Gefahr im Verzug

Einstweilige Anordnung

Das **Recht der Beschwerde** dagegen steht dem Betroffenen sowie im Interesse des Betroffenen

Beschwerderecht

1. dessen Ehegatten oder Lebenspartner, wenn die Ehegatten oder Lebenspartner nicht dauernd getrennt leben, sowie dessen Eltern und Kindern, wenn der Betroffene bei diesen lebt oder bei Einleitung des Verfahrens gelebt hat, den Pflegeeltern,
2. einer von dem Betroffenen benannten Person seines Vertrauens sowie
3. dem Leiter der Einrichtung, in der der Betroffene lebt,
4. zu, wenn sie im ersten Rechtszug beteiligt worden sind, sowie dem Verfahrenspfleger und dem Betreuer oder dem Vorsorgebevollmächtigten.

Bei der Entwicklung von neuartigen Methoden im Umgang mit Fixierungen an Pflegebedürftigen hat Deutschland zudem in jüngster Zeit eine Vorreiterrolle eingenommen. Der **Werdenfelser Weg** ist im Landkreis Garmisch-Partenkirchen entwickelt worden. Er war anfangs als ein verfahrensrechtlicher Ansatz im Rahmen des geltenden Betreuungs- und Verfahrensrechts gedacht, daher als ein Mittel zur Vermeidung von Fixierungen und freiheitsentziehenden Maßnahmen. Diese Methode ist dann von Amtsgerichten in weiteren Bundesländern aufgegriffen worden. Die Initiative „Werdenfelser Weg" hat zu einer wesentlichen Verringerung von Fixierungsmaßnahmen in sämtlichen Pflegeeinrichtungen im Landkreis, aber auch in anderen Landkreisen bzw. Städten bundesweit geführt.

Werdenfelser Weg

Verfahrenspfleger für das gerichtliche Genehmigungsverfahren von Fixierungen werden in eigenen Schulungen fortgebildet, sodass diese Verfahrenspfleger sowohl pflegefachliches Wissen über Vermeidungsstrategien als auch ausgezeichneten juristischen Informationsstand aufweisen, zudem über die rechtlichen Kriterien zu diesem Thema Bescheid wissen. Die Verfahrenspfleger (die Bestellung eines Verfahrenspflegers soll in Deutschland aber unterbleiben oder aufgehoben werden, wenn die Interessen des Betroffenen von einem Rechtsanwalt oder einem anderen geeigneten Verfahrensbevollmächtigten vertreten werden) diskutieren im gerichtlichen Auftrag jeden Fall ganz individuell.

Verfahrenspfleger

Ziel ist es, zu einer Einschätzung zu kommen, zum Beispiel wie im konkreten Fall das Risiko einer Verletzung bei einem Sturz einerseits, die anderweitigen Folgen einer Fixierung andererseits zu bewerten sind. So sollen neben

Sicherheitsaspekten auch die sonstigen Konsequenzen einbezogen werden, das heißt der Verlust an Lebensfreude und Freiheit und die aus Fixierungen entstehenden physischen Verschlechterungen, bis hin zum Tötungsrisiko. Wird festgestellt, dass eine Fixierung nicht entsprechend ist, dann wird dieses Faktum in einer abschließenden gerichtlichen Entscheidung (Versagung der Genehmigung für Fixierungen) festgehalten. Auf diese Art und Weise hat sich die Anzahl von Fixierungsanträgen deutlich verringert, weil nahezu alle Pflegeeinrichtungen auch ohne gerichtliche Einschaltung nunmehr von der Fixierungsvermeidung Gebrauch machen und Dokumentationssysteme verwenden, um regresssicher die Nichtfixierungsentscheidung zu dokumentieren (Kirsch 2013).

Demnach kann auch das Unterlassen einer gebotenen Fixierung Ansprüche nach sich ziehen, die nach der ständigen Rechtsprechung eine Verletzung der Obhutspflicht darstellen. Hierzu hat zum Beispiel das Oberlandesgericht Düsseldorf (Az. I-8 U 17/03, 8 U 17/03) angeführt, dass ein Krankenhaus mit der stationären Aufnahme eines Patienten auch **Obhuts- und Schutzpflichten** übernimmt, um ihn im Rahmen des Zumutbaren und Möglichen vor Schäden und Gefahren zu schützen, wenn sein geistiger und bzw. oder körperlicher Zustand das verlangt. Maßgebend sei, ob damit gerechnet werden müsse, dass er sich ohne Sicherungsmaßnahmen selbst schädigen kann.

Das OLG Bamberg hat einen Anspruch gegen eine Krankenanstalt (Az. 4 U 197/09) im Falle eines sturzgefährdeten Patienten, der nicht ausreichende Sicherungsmaßnahmen erfuhr, bejaht. Der Patient war wegen eines Schlaganfalls multimorbide und akut sturzgefährdet gewesen. Das Gericht urteilte, dass in diesem Fall kurzfristige Fixierung erlaubt, ja sogar geboten gewesen sei.

Das OLG Jena hat mit einem Urteil (Az. 4 U 488/11) hingegen den Schadenersatz verneint, da es in diesem konkreten Fall zuvor keinen Hinweis auf eine Sturzgefährdung gab. Konkret rechtfertigt eine lediglich latent vorhandene Sturzneigung eine allgemeine Fixierung und beständige Überwachung eines Patienten nicht, so die Entscheidung.

Das Gericht hat in diesem Urteil aber auch entschieden erkannt, dass eine Gefahrenlage nicht plötzlich entstehen muss, sprich es kann ein gefährlicher Zustand zunächst für das Pflegepersonal beherrschbar sein, bevor sich der Fall plötzlich zuspitzt. Und exakt aus dieser „allmählich" entstandenen konkreten Gefahrenlage erwächst dement-

Obhuts- und
Schutzpflichten

sprechend eine gesteigerte Obhuts- und Absicherungspflicht seitens des ärztlichen und pflegerischen Personals.

3.3 **Gesetzeslage für Fixierungen in Schweizer Pflegeheimen**

Seit Inkrafttreten des neuen Erwachsenenrechtschutzes besteht nunmehr bundesweit eine einheitliche gesetzliche Bestimmung bezüglich Freiheitsbeschränkungen in Pflegeeinrichtungen. Nur Fixierungen in der Ambulanz werden weiterhin nach kantonalem Recht beurteilt.

Erwachsenenschutzrecht

Der Aufenthalt in Pflegeeinrichtungen für ältere bis hochbetagte Menschen sowie für Menschen mit geistiger Behinderung oder psychischer Erkrankung ist im Erwachsenenschutzrecht spezifisch geregelt (Art. 382–387 Zivilgesetzbuch der Schweiz – kurz ZGB) und enthält Bestimmungen über Maßnahmen zur Einschränkung der Bewegungsfreiheit (Art 383–385 ZGB).

Rechtlich betrachtet sind bewegungseinschränkende Maßnahmen nur erlaubt, wenn weniger eingreifende Maßnahmen nicht ausreichen oder von vornherein ungenügend erscheinen. Die Maßnahme muss entweder dazu geeignet sein, dass eine ernsthafte Selbstgefährdung abgewendet oder eine schwerwiegende Störung des Gemeinschaftslebens beseitigt wird.

Ein Protokoll über die fixierenden Maßnahmen muss stets geführt werden, d.h. Zweck, Dauer und Art der Maßnahme (Art 384 ZGB) müssen zwingend dokumentiert werden. Regelmäßige Intervalle müssen zur Überprüfung der Zweckmäßigkeit festgelegt werden. Zum Zeitintervall oder zur legitimierten Dauer einer Fixierung werden dennoch keinerlei Angaben im ZGB definiert.

Mechanische Fixierungen können von den jeweiligen Institutionen beschlossen werden (Art. 383 ZGB). Der Einsatz von Medikamenten (chemische Fixierung) erfordert hingegen die Zustimmung der vertretungsberechtigten Person des Betroffenen (Art. 378 ZGB). Ebendiese zur Vertretung bei medizinischen Maßnahmen berechtigte Person muss jedenfalls über jede Art und Form der Fixierung benachrichtigt werden.

Die von der Fixierung (egal welche Form der Fixierung) betroffene Person oder auch eine ihr nachstehende Person kann gegen eine Maßnahme zur Einschränkung der Bewegungsfreiheit jederzeit schriftlich die Erwachsenenschutzbehörde am Sitz der Einrichtung anrufen. Stellt die Behörde fest, dass die Maßnahme nicht den gesetzlichen Vorgaben entspricht, so ist dies zu ändern, aufzuheben oder eine eigene behördliche Maßnahme des Erwachsenenschutzes anzuordnen (Art. 385 ZGB).

Bezüglich der **Haftung** gilt Folgendes: Vertrags- und Deliktshaftung sind Verschuldenshaftungen, während die Staatshaftung in der Regel eine Kausalhaftung darstellt. Befindet sich der Geschädigte in einem privatrechtlichen organisierten Betrieb oder wurde er im Rahmen eines privatrechtlichen Pflegevertrags betreut, ist die privatrechtliche Haftungsordnung anwendbar. Wurde der Betroffene in einem öffentlich-rechtlichen Heim geschädigt, kommt laut Gesetz die Staatshaftung zum Tragen.

Die Verursachung eines Sturzes erfolgt in der Regel durch ein Unterlassen von sturzprophylaktischen Maßnahmen. Ein Unterlassen kann erst dann widerrechtlich oder vertragswidrig bezeichnet werden, wenn gehandelt werden sollte, daher Sorgfaltspflichten verletzt worden sind *und* der Sturz bei einem sorgfaltsgerechtem Verhalten verhindert worden wäre. Besteht demnach keine hypothetische Kausalität, kann trotz nachgewiesener Sorgfaltspflichtwidrigkeit keine Haftung gegeben sein (siehe 11.2.2008 (6P.69/2007 und 6.S.142/2007) sowie 24.7.2003 (I-8 U 137/02)).

Ob und inwieweit das Pflegepersonal eine Sorgfaltspflicht missachtet hat, beurteilt nicht ex post, sondern ex ante BGE 130/337 E.5.3. Zur Erklärung: Bei ex ante entfallen später ablaufende Vorgänge, die zu einem frühen Zeitpunkt nicht bekannt sein konnten. Bei ex post sind auch später ablaufende Vorgänge bekannt, die zu einem früheren Zeitpunkt noch nicht zur Beurteilung bekannt sein konnten.

Psychische und subtile Mittel zur Freiheitsbeschränkung (Drohungen, Entzug von Genussmitteln etc.) sind auch in der Schweiz nicht gesetzlich definiert, tangieren aber wie alle anderen freiheitsbeschränkenden Maßnahmen das in der deutschen, österreichischen sowie der schweizerischen Bundesverfassung festgehaltene, geschützte Recht auf persönliche Freiheit (Landolt 2013).

Einspruch gegen die Maßnahme

Haftungsfragen

3.4 Überblick und Ausblick

Insgesamt ist das deutsche Modell auch für Österreich und die Schweiz wünschenswert, da es in Österreich und der Schweiz keine Garantie gibt, dass ein aufmerksamer Bewohnervertreter oder ein gewillkürter Vertreter des zu

Pflegenden eine rechtswidrige Fixierung überhaupt bemerkt. Es besteht zudem für einen Bewohnervertreter keine Pflicht, einen Antrag zur Überprüfung einer Freiheitsbeschränkung zu stellen, der Bewohnervertreter hat nur ein eben ein Recht dazu. Zudem würde das zeit- und kostenintensive Einschreiten eines Gutachters, wie es in Österreich beim Antrag auf Überprüfung einer Freiheitsbeschränkung bei Gericht üblich ist, mit dem Vorhandensein von Verfahrenspflegern wegfallen.

Nach Ansicht der Autorin ist ein wesentlicher Schritt im Kampf gegen missbräuchliche Verwendung von Fixierungen getan, wenn auch in Österreich und in der Schweiz nach Ablauf der 24-stündigen Frist eine richterliche Genehmigung erforderlich würde. Dies sollte auch geschehen, wenn der zu Pflegende in die Fixierung einwilligt. Zudem sollte dem Richter in jedem Fall auch ein auf Fixierungen spezialisierter Verfahrenspfleger zur Beratung und Information, neben Bewohnervertretern, zur Seite stehen. Verfahrenspfleger, Bewohnervertreter und Richter agieren daher gemeinsam zum Wohl des zu Pflegenden.

Daher muss auch in näherer Zukunft die Anzahl der Bewohnervertreter nach Einschätzung der Autorin zumindest auf knapp über 100 Vollzeitbeschäftigte in ganz Österreich erweitert werden. De facto wird in den nächsten Jahrzehnten die Anzahl pflegebedürftiger Menschen rapide zunehmen. Im gleichen Verhältnis dürfte es zudem auch vermehrt zu Fixierungen an zu Pflegenden in Pflegeheimen kommen.

Beispiel
In Österreich gab es im Jahr 2016 61 (sic!) Bewohnervertreter. Dies liegt vor allem daran, dass die Bewohnervertretung nicht über „ausreichend" Budget für eine notwenige Personalaufstockung verfügt. Das österreichische Vertretungsnetz bekam 2013 vom Bundesministerium für Justiz 4,1 Millionen Euro und 2016 4,4 Millionen Euro für den Bereich Bewohnervertretung. Weitere Förderungen erhält das Vertretungsnetz vom Arbeitsmarktservice, dem Bundessozialamt, der Erste Bank und der Bank Austria. So sind nur 60 Bewohnervertreter (davon 48 Vollzeitbeschäftigte) mit unterschiedlichen Berufshintergründen vorhanden, die österreichweit in mehr als 2000 Einrichtungen als Bewohnervertreter fungieren.

Beispiel

Im Jahr 2012 gab es in Österreich 25.853 Meldungen an die Bewohnervertretung, dass freiheitsbeschränkende

Maßnahmen in Einrichtungen durchgeführt werden; im Jahr 2013 insgesamt 19.788 Meldungen über aufrechte Freiheitsbeschränkungen sowie 2016 – erneut mehr – 20.504.

Die Schweizer Gesetzgebung erscheint – im Ländervergleich – am wenigsten das Phänomen der Fixierungen im Gesetz zu definieren und damit jedenfalls de iure die meisten (Rechts-)Lücken zu schaffen, die eine missbräuchliche oder inhumane Freiheitsbeschränkung zu forcieren vermögen (Jahresbericht 2012, Vertretungsnetz 2012, S. 5 ff.; Jahresbericht 2013, Vertretungsnetz, 2013, S. 5 ff., beide: ▶ http://www.vertretungsnetz.at/?id=50 [abgerufen am 12.01.2018], sowie Jahresbericht 2016, Vertretungsnetz 2016, 5 ff., ▶ http://www.vertretungsnetz.at/?id=50 [abgerufen am 20.01.2018].)

Literatur

Fuchs H (2008) Österreichisches Strafrecht, Allgemeiner Teil 1, 7. Aufl. Springer-Verlag, Wien

Henke F (2006) Fixierungen in der Pflege: Rechtliche Aspekte und praktische Umsetzung. W. Kohlhammer, Stuttgart

Kirsch (2013) ▶ www.justiz.bayern.de/imperia/md/content/stmj_internet/gerichte/amtsgerichte/garmisch-partenkirchen/kurzbeschreibung_werdenfelser_weg.pdf. Zugegriffen: 20. Apr. 2018. oder auch: NN, Initiative zur Vermeidung freiheitseinschränkender Maßnahmen in der beruflichen Altenpflege, ▶ www.leitlinie-fem.de. Zugegriffen: 20. Apr. 2018

Landolt H (2013) Sturzproblematik aus juristischer Sicht, 2013, ▶ https://www.alexandria.unisg.ch/230193/1/Sturzproblematik.pdf. Zugegriffen: 20. Apr. 2018

Lewisch P (2007) Casebook Strafrecht, 7. Aufl. Facultas, Wien

Strickmann G (2012) Heimaufenthaltsrecht, 2. Aufl. Linde, Wien

Zierl HP, Mayer K, Maurer E, Gepart C (2012) Pflegerecht in Heimen. Manz, Wien

Fixierungsbedarfe aus Sicht der Pflege

© Springer-Verlag GmbH Deutschland, ein Teil von Springer Nature 2019
M. Thomsen, *Fixierungen vermeiden*, https://doi.org/10.1007/978-3-662-57552-9_4

Freiheitsentziehende Pflegemaßnahmen stellen immer einen Eingriff in die Grundrechte des Menschen dar (Grundgesetz, Art. 1, Art. 2, Art. 104). Gründe, die für die „Notwendigkeit" bzw. als Rechtfertigung freiheitseinschränkender Pflegemaßnahmen vorgebracht wurden, beinhalten:

- Suizidalität
- Autoaggression
- Verweigerung medizinisch lebensnotwendiger Eingriffe
- Selbstgefährdung durch Sturzgefahr
- Selbstgefährdung durch Hinlauftendenz (Demenz)
- Fremdgefährdung (Gewalt gegen andere)
- Störung und Belästigung von Mitbewohnern

Leider kommt es immer wieder vor, dass der Wunsch von Angehörigen oder die Belästigung anderer Bewohner von Pflegeeinrichtungen dazu führt, dass entsprechende Genehmigungsanfragen an das Gericht gestellt werden. Gut geführte Einrichtungen beweisen an dieser Stelle eine gewisse Souveränität und begeben sich im Dialog mit den Betroffenen auf Lösungssuche. Heime, in denen signifikant weniger oder gar nicht fixiert wird, geben folgende Empfehlungen:

Empfehlungen, um Fixierungen zu vermeiden

- Haltungen und Einstellungen ändern (Validation)
- Toleranz und Einfühlungsvermögen aufbauen
- Mitarbeiterschulungen mit Selbsterfahrungsanteilen (selbst gefesselt werden)
- Beratung und frühzeitige Einbeziehung der Angehörigen
- Sitzwachenpool
- vielfältige technische Lösungsmöglichkeiten (Hilfsmitteleinsatz, Sensortechnik)
- ausreichend Sitzgelegenheiten
- Tagesstrukturierung und Zusichtmöglichkeiten
- verlässliche Dienstplangestaltung
- gezielter Einsatz von Präsenz- oder Betreuungskräften
- Einbeziehung von Ehrenamtlichen und Nachbarschaft
- regelmäßige, systematische, moderierte und protokollierte Fallbesprechungen
- Ab- bzw. Wegschaffen von Bauchgurten

Fallbeispiel

Bei einem demenzkranken Bewohner wurden nach Sturzereignissen mit Frakturen beim Ruhen im Bett in Ermangelung von Alternativen die Bettseitenteile hochgezogen. Leider konnte er eine Klingelanlage nicht immer sachgerecht bedienen, so dass regelmäßige Kontrollgänge erfolgen mussten. Er zeigte in der Regel – außer in Verwirrtheitszuständen – keine Absichten aus dem Bett aufzustehen. Zum Übersteigen des hochgezogenen Bettseitenteils reichten Kraft und Koordinationsvermögen nicht mehr aus. In den seltenen Unruhe- oder Verwirrtheitsphasen zeigte er durch das Heben der Beine über das Bettseitenteil allerdings solche Absichten an, diese Phasen waren jedoch sehr selten. Aus Sorge um die allgemein befürchtete Oberschenkelhalsfraktur ordnete der Vorsorgebevollmächtigte die Versorgung mit einem Bauchgurt an und erbat die Genehmigung beim Amtsgericht.

Ich gab dem vorsorgebevollmächtigten Sohn zu bedenken: Sollte es dem Vater wider Erwarten gelingen, das Bettseitenteil zu übersteigen, wäre durch das Vorlegen eines Safe-Bags oder einer dickeren Matratze die Gefahr eines Knochenbruchs äußerst gering. Ich regte an, einen solchen Safe-Bag anzuschaffen und gleichzeitig eine Kontaktmatte darauf oder darunter zu positionieren, damit ein Herausfallen aus dem Bett sofort bemerkt wird. Der Vorsorgebevollmächtigte erklärte sich daraufhin mit dieser Lösung einverstanden und zog den Antrag auf Bauchgurtfixierung zurück. Durch die Einrichtung wurde ein Safe-Bag angeschafft, Kontaktmatten waren bereits vorhanden.

> **Wichtiger als Technik und Wissen ist Haltung und Philosophie! Denn wer pflegt, muss sich pflegen. Und dazu braucht es Achtsamkeit, eine wertschätzende Haltung und die Bereitschaft zur Veränderung.**

4.1 Grenzen der Selbst- und Fremdgefährdung

Im Kontext stationärer Altenpflege stellen sich in der Regel immer wieder dieselben Bedarfe zur Fixierung heraus. Mögliche Gründe liegen beispielsweise in einer Fremdgefährdung. Bei extremer Aggressivität gegenüber anderen gilt es, im multiprofessionellen Team zusammen mit dem Betreuer zu klären, welcher Weg eingeschlagen werden soll. Extreme Aggressivität ist behandlungsbedürftig und sollte langfristig nicht durch Bewegungseinschränkung in Pflegeheimen „therapiert" werden.

Ein stationärer Aufenthalt in einer Fachklinik und/oder eine spezifische Medikation ist häufig unumgänglich. Da die Therapie im Vordergrund steht, auch wenn gelegentlich Einschränkungen der Bewegungsfähigkeit im Zuge medikamentöser Nebenwirkung unumgänglich sind, ist eine richterliche Genehmigung nicht erforderlich.

Problematischer erscheinen im Alltag der stationären Altenpflege Fälle, in denen die Grenze zwischen reiner Belästigung und echter Fremdgefährdung Interpretationsspielräume gestattet. Eine reine Belästigung bzw. das Empfinden anderer Bewohner, gestört zu werden, kann niemals Grund für eine freiheits- oder bewegungseinschränkende Maßnahme sein. Zumindest wird kein Gericht dann die Anordnung der entsprechenden Maßnahme genehmigen. Belästigt ein Bewohner durch sein Verhalten oder Handeln Dritte, so kann der Betreuer hier nicht einwilligen oder die Einrichtung zu entsprechenden Maßnahmen nötigen. Störungen des Arbeitsablaufes oder der Ruhe von anderen Bewohnern oder dem Pflegepersonal rechtfertigen freiheitsentziehende Maßnahmen also nicht!

Wenn andere Bewohner sich belästigt fühlen, dann stehen die Einrichtung bzw. die Pflegenden wiederholt in einer undankbaren Position. Sie müssen beide Seiten würdigen. In einigen Fällen kann es dazu kommen, dass die von der „Belästigung" betroffenen Bewohner, deren Betreuer oder vorsorgebevollmächtigte Angehörige auf eine Lösung geradezu drängen. Vor dem Hintergrund des Belegungsdrucks neigen Heime gelegentlich dazu, dem Drängen nachzugeben und ersuchen um eine Einwilligung in FEMs. Hier ist aber Souveränität gefragt und eine klare Grenzziehung der Pflegeleitung erforderlich.

Die Einrichtung ist herausgefordert über eine **Lösung** nachzudenken, wie Fixierung vermieden kann und wie gleichzeitig die Interessen und Bedürfnisse der anderen Bewohner gewürdigt werden können. Nicht das Verhalten des Bewohners ist problematisch, sondern die fehlende Lösung.

Einem Bewohner, der aufgrund seiner gerontopsychiatrischen Erkrankung nachts in andere Zimmer geht und dort die Nachtruhe eines anderen Bewohners stört oder Dinge beschädigt, können eventuell Angebote zur Ablenkung wie ein Nachtcafé gemacht werden. Vielleicht herrscht eine Tag-Nacht-Umkehr vor, die tagesstrukturierende Maßnahmen erfordert.

Fallbeispiel

In einem Fall hatte eine Bewohnerin das Betreten ihres Zimmers durch den demenzkranken und desorientierten Nachbarn dadurch erschwert, dass die Türklinke gegen eine Drehklinke ausgewechselt wurde, mit deren Handhabung der betroffene Bewohner überfordert war.

Leider stoßen viele Heime hinsichtlich Lösungsmöglichkeiten hier sehr schnell an ihre Grenzen. Einige Pflegeheime haben im Zuge dieser zunehmenden Problematiken ihre Konzepte in Richtung segregativer oder teilsegregativer Versorgungsformen abgewandelt. Dabei werden demenzkranke bzw. gerontopsychiatrisch erkrankte Menschen mit besonders herausforderndem Verhalten im Rahmen angepasster Wohnformen speziell und der Demenzphase entsprechend betreut. Leider lassen manche Heimbetreiber Bemühungen vermissen, über neue Konzepte und Organisationsformen nachzudenken.

(teil-)segregative Versorgungsformen

Selbstgefährdendes Verhalten tritt im stationären Altenpflegebereich jedoch weitaus häufiger auf und macht schätzungsweise etwa 95 % der Verfahrenspflegschaften aus. Selten spielt Suizidalität eine Rolle. Allerdings ist nicht immer zu erkennen, ob zum Beispiel ein Mensch mit Demenz im Anfangsstadium der Erkrankung selbstgefährdende Situationen provoziert, die einen Suizid herbeiführen können. Im fortgeschrittenen Stadium einer Demenz oder bei völliger Abhängigkeit kann die Nahrungsverweigerung die zuletzt verbliebene Ausdrucksform der eigenen Willensbekundung darstellen.

Selbstgefährdendes Verhalten

Bei vielen Menschen mit Demenz tritt häufig komorbide eine Depression hinzu, was die richtige Einschätzung des Bewohnerwillens weiter erschwert. Problematisch ist darüber hinaus, dass eine schwere Depression (ohne Demenz) für den Laien (und nicht selten auch für Fachleute) von einer reinen Demenzerkrankung oft nicht zu unterscheiden ist.

Suizidalität muss – wie extreme Aggressivität – professionell therapeutisch behandelt werden; möglichweise kann der Aufenthalt in einer stationären Fachklinik indiziert sein.

Demenz und Depression

Die allermeisten Fälle, in denen ein Verfahrenspfleger vom Amtsgericht mit einer Fallprüfung beauftragt wird, gründen auf einer Sturzgefahr oder Hinlauftendenz (◨ Abb. 4.1).

Demenz und Suizidalität

Auch der **Einsatz von Psychopharmaka**, insbesondere von stark sedierenden oder die Beweglichkeit deutlich limitierenden Medikamenten, kann im Einzelfall als freiheitsentziehende Maßnahme bewertet werden. Hier bedarf es im Verdachtsfall der Expertise eines Facharztes. Bei der Gabe von Medikamenten zur Ruhigstellung muss im Einzelfall geklärt werden, ob das therapeutische Ziel tatsächlich dem Betroffenen oder eher der „Beruhigung" des Umfeldes dient. Sicher sind in den meisten Fällen „Indikationen" vor dem Hintergrund der medizinischen Diagnostik oder dem „Leiden" der Betroffenen zu eruieren.

4

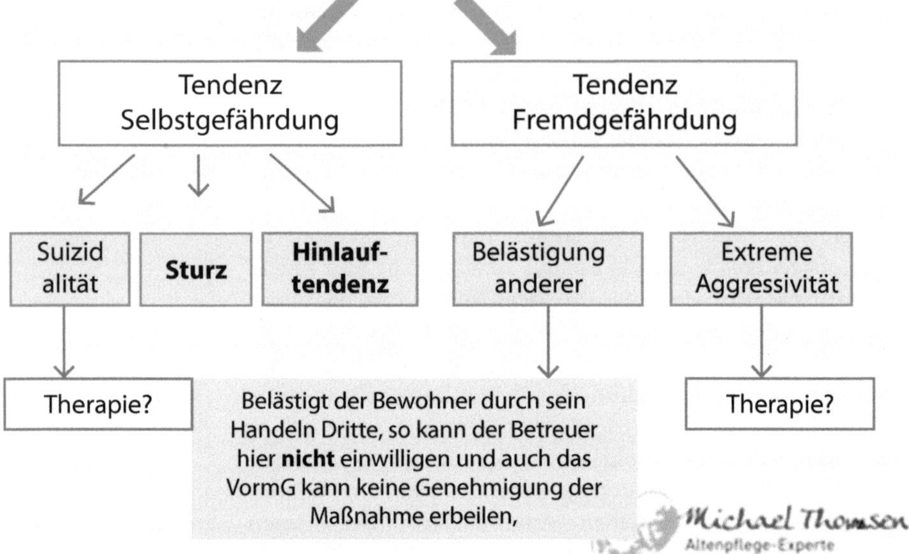

☒ **Abb. 4.1**   Gründe für eine FEM

Einsatz von Psychopharmaka

Fälle, wo dies nicht gelingt und also eine die Bewegung einschränkende Sedierung mittels Psychopharmakum erfolgt, bleiben nicht selten unerkannt.

> **Der häufigste Anlass zur FEM ist die Sturzgefahr. Immer aber muss eine genaue und gewissenhafte Abwägung der Selbst- oder Fremdgefährdung erfolgen und von den Beteiligten bewertet werden.**

Merke

4.2 Herausforderndes Verhalten deuten oder: Wer hat das Problem?

Der Begriff „Hinlauftendenz" anstelle von „Weglauftendenz" hat sich unter Fachleuten mittlerweile durchgesetzt und basiert auf einem professionellen Grundverständnis:

» …: demente Menschen laufen nicht einfach weg, **weil** sie eine Demenz haben. Sondern sie laufen hin, aus ihren ganz unterschiedlichen, individuellen **Gründen.** Dass diese nicht immer leicht – oder auch mal gar nicht – zu

> erkennen sind, ist ein anderes Problem. Eines, das andere Handlungsstrategien erfordert, die aber eine Veränderung in der Betrachtung dementer Menschen bei den Gesunden zur Vorbedingung haben (Gust 2010, S. 34).

Denn das „Weglaufen" von Menschen mit Demenz fordert professionell Pflegende heraus, tätig zu werden. Ja es ist gewissermaßen „herausforderndes Verhalten". Es darf also gefragt werden: „Wer hat das Problem?" Wenn beruflich Pflegende es als *ihr* Problem erkennen und nicht allein der Erkrankung „Demenz" oder „Schizophrenie" zuschreiben, dann sind sie bereits auf dem Weg zur Problemlösung.

Besteht keine Selbst- oder Fremdgefährdung, darf gefragt werden, ob überhaupt „pflegerische" Maßnahmen, sprich FEMs, ergriffen werden müssen bzw. dürfen. Wenn Menschen mit Demenz unruhig umher laufen und rufen, dass sie „nach Hause" wollen, obwohl sie doch schon womöglich Jahre in der Einrichtung leben, und nach dem Ausgang suchen, dann hilft erfahrungsgemäß nicht die Orientierung an der Realität, indem dem Betroffenen beispielsweise sein Zimmer gezeigt und ihm vergewissert wird, er sei doch *hier* zu Hause. Im Gegenteil: Diese kommunikative Intervention bewirkt in den meisten Fällen nur noch stärkere Verunsicherung und Unruhe. In der Normalkommunikation sind wir es gewohnt, eher mit dem Sach- oder Appellohr zu hören. Aber demenzkranke, desorientierte Menschen treffen weniger Sachaussagen, sondern offenbaren in erster Linie ihre Befindlichkeiten und Gefühle.

Die Problemlösung ist also keine allein technische Frage oder eine Frage von rational-sachlicher Aufklärung. Ein emotional stark erregter demenzkranker Mensch kann nur noch eingeschränkt den „Aufklärungen" folgen oder die Inhalte des Gesagten aufnehmen. In der Arbeit mit gerontopsychiatrisch veränderten Menschen gelten andere Regeln und Gesetze. Eine gelingende Beziehungsgestaltung ist sehr viel eher gefragt. Dazu braucht es ein stetes Bemühen darum, die Beweggründe für das Hinlaufen richtig zu deuten. Das ist Teamaufgabe und Klarheit darüber kann nur dann hergestellt werden, wenn sich Pflegende systematisch darüber austauschen, ihre Begegnungen reflektieren und sich z. B. fragen:

> **Beziehungsgestaltung steht im Vordergrund**

- Was treibt den Bewohner an?
- Welches sind die jeweils momentanen Befindlichkeiten in typischen Begegnungssituationen?
- Was erlebt der Bewohner gerade? Wie oder was fühlt er?

==== Wie kann darauf eingegangen werden?
==== Wie kann das Pflegeteam dem Bewohner persongerecht begegnen?
==== Inwieweit können Mitbewohner und die Pflegekräfte Störendes tolerieren oder aushalten?

Wichtige Fragen

Bei herausforderndem Verhalten ist zunächst eine professionelle Einschätzung des Fremd- oder Selbstgefährdungspotenzials vorzunehmen. Für das Pflegepersonal gilt es also abzuwägen, ob eine Maßnahme, die die Bewegung einschränkt:

==== notwendig bzw. fachlich geboten ist, ob also Selbst- oder Fremdfährdung tatsächlich und in welchem Ausmaß vorliegt
==== verhältnismäßig ist
==== im Einzelfall auf einen rechtfertigenden Notstand beruht
==== vom Bewohner selbst akzeptiert und befürwortet wird und/oder
==== ob bei Aphasie oder Demenz Anzeichen vorliegen, die die Ablehnung der Maßnahme von Seiten des Betroffenen signalisieren, also nicht auf einer stillschweigenden Einwilligung beruhen.

Fremd- oder Selbstge fährdungspotenzial ein schätzen

In Fällen von massiver Selbst- oder Fremdgefährdung (Suizidalität, Gewaltverhalten) geraten die Institutionen im Einzelfall durchaus an Grenzen und es sollten rasch gerontopsychiatrische Expertisen eingeholt werden. Gelegentlich muss eine medikamentöse und damit manchmal auch freiheitseinschränkende Behandlung erfolgen. Dazu müssen die Bewohner fachkundig und engmaschig beobachtet werden. Dies kann eine normale Pflegeeinrichtung mit den vorhandenen Pflegemitteln in der Regel allein aus personellen Gründen nicht leisten. Aber auch die fachlichen und medizinisch notwendigen Equipments sind häufig nicht in der erforderlichen Weise verfügbar. Daher sollte eine Behandlung im psychiatrischen Fachkrankenhaus erfolgen oder die Empfehlung eines Umzugs in eine (geschlossene) Spezialeinrichtung gegeben werden.

Grenzen und Möglichkeiten

> **In der Pflege wird nicht von „Verhaltensauffälligkeiten" gesprochen, sondern immer von Verhalten, das Pflegende professionell herausfordert.**

Merke

4.3 Pflegemaßnahmen bei Hinlauftendenz

„Weglaufen" kann vor allem ab den mittleren Phasen der Demenzerkrankung vermehrt vorkommen. Für den professionell Pflegenden ist das Teil des Alltags. Er fragt nicht: „Wann hört das (störende Verhalten) endlich auf?" Er sucht zuallererst nicht den therapeutischen Erfolg, sondern er pflegt Beziehung. Er weiß, das „störende Verhalten" hört sehr wahrscheinlich niemals auf. „Störendes" Verhalten hat verstehbare Gründe oder erklärbare Ursachen, die er einsehen oder verstehen, aber nicht in jedem Fall „abstellen" oder „therapieren" kann.

Tatsächlich ergeben sich im Einzelfall durchaus gefahrengeneigte Situationen, etwa wenn ein sich Bewohner ohne Kleidung im Winter bei Minusgraden zu verlaufen droht. Die Schulung von Mitarbeitern in wertschätzender Kommunikation und Personenzentrierung kann im Vorfeld Entlastung schaffen. Nicole Richard spricht hier auch in Anlehnung an Tom Kitwood vom „Validieren im Vorübergehen". In jedem Fall aber sollte der Betreuer – sofern eingesetzt – des Bewohners immer zeitnah über alle Probleme auf dem Laufenden gehalten und gegebenenfalls bei Fallbesprechungen hinzugezogen werden.

Gute Kenntnisse der Lebensgeschichte und Gewohnheiten des Bewohners, aus denen sein Charakter und die Antriebe erkennbar sind, erleichtert die person- und erlebensorientierte Kommunikation besonders in Krisenfällen. Ebenso wichtig ist die Information an das Umfeld. Mitbewohner sowie Mitarbeiter anderer Bereiche der Einrichtung sollten informiert und im Idealfall in dem entsprechenden kommunikativen Umgang (Validation) geschult sein.

Vor allem im mittleren Stadium der Alzheimer-Erkrankung kann es vermehrt vorkommen, dass sich die Betroffenen aufgrund ihrer zeitlichen oder örtlichen Desorientierung verlaufen und schließlich vermisst werden. Manchmal will der demenzerkrankte Bewohner infolge seines gefühlsmäßigen Aufgewühltseins aber auch von dem Ort weg, wo er aus Sicht der Pflegenden und Betreuer eigentlich in sicherer Obhut ist. Aber die Umgebung ist ihm dennoch fremd oder belastend und so sucht er nach einem Ort, an dem er sich heimischer oder wohler fühlen kann oder wo er glaubt, Aufgaben und Pflichten erfüllen zu müssen. Er wird von prägenden Charaktereigenschaften oder Gefühlen angetrieben. Diesen Antrieb zu erkennen und zu deuten, ist der erste wichtige Schritt.

Verhalten verstehen

Wertschätzende Kommunikation und Personenzentrierung

Antrieb erkennen und deuten

Wichtig ist, dass die Pflegenden nicht in eine Diskussion über die „richtige" Realität mit dem Betroffenen einsteigen. Der Diskussion ist der Demenz-Kranke so oder so nicht mehr gewachsen. Vielmehr sollten die Pflegenden versuchen, das treibende (Pflicht-)Gefühl, seinen Antrieb, zu erkennen und sich auf die momentane Erlebenswelt des Gesprächspartners **einschwingen** können. Erst wenn es gelingt, die **eigenen und die Gefühle des Gesprächspartners** wahrzunehmen und zu benennen, kann das Weglaufen als Hinlaufen begriffen und ein gemeinsamer Weg gefunden werden.

Sicherlich kennen Sie auch diese Situation: Sie haben einen wichtigen Termin und müssen los, damit Sie sich nicht verspäten. Aber Sie werden irgendwo von einer Person aufgehalten, die Ihnen Dinge erzählt oder pausenlos Fragen stellt. Sie können gar nicht wirklich konzentriert zuhören und Ihre Antworten bleiben eher knapp und kryptisch. Was passiert aber, wenn Ihr Gegenüber plötzlich sagt: „Ich spüre Ihre Unruhe. Sie haben es wohl eilig und müssen fort? Da will ich Sie nicht aufhalten. Vielleicht erlauben Sie noch eine abschließende Frage?" Spüren Sie die Erleichterung, die wieder gewonnene Souveränität und Bereitschaft zuzuhören? Freuen Sie sich auch über das Einfühlungsvermögen Ihres Gesprächspartners?

So ähnlich mag es auch einem demenzkranken Menschen ergehen. In der Gewissheit seiner subjektiven Welt befangen, die ihm eine ganz eigene Realität diktiert, können Diskussion und objektive Daten nichts verändern, weil das Gefühl der Unruhe, das Pflichtbewusstsein, die Wut oder die Angst überwiegen und das Verhalten des demenzkranken Menschen steuern.

Gelingt es der Pflegeperson in solch einer Situation, sich auf das Erleben des desorientierten und dementen Menschen einzulassen, indem sie zunächst das vorherrschende Gefühl wahrnimmt und anerkennt, wird sich sehr oft beim demenzkranken Menschen eine gewisse Erleichterung, ein Gefühl des Verstandenseins, einstellen. Die Bereitschaft des unruhigen Bewohners zuzuhören, sich auf die Angebote oder Ablenkungsmanöver der Pflegeperson einzulassen, wird eher zunehmen, wenn die Pflegekraft wachsam, sensibel und geduldig bleibt, und erst dann kann es gelingen, das den demenzkranken Menschen in der Situation bestimmende – treibende – Gefühl abklingen zu lassen. Erst danach kann sie es schaffen, den „Wegläufer" entweder abzulenken oder zumindest zu beruhigen.

Einlassen können

Gerade der zunehmende Verlust des Kurzzeitgedächtnisses bei Demenzerkrankungen ist bei dieser Phase des „Gesprächs*führens*" hilfreich. Der Betroffene vergisst das Inhaltliche (den Ursprung oder Anlass) und ein Umschwenken fällt leichter. Er verliert gewissermaßen den alten Faden, sodass die Chance besteht, ihm einen neuen Faden in die Hand zu geben. Erst wenn das in einer scheinbar kritischen Situation vorherrschende Gefühl einen Namen hat, kann es gemeinsam bearbeitet werden. Es entsteht Raum für neue Kognition! In einer Schulung zum Thema Validation äußerte eine Teilnehmerin, dass es ungeheuer anstrengend sei, nicht in die Sachaussage einzusteigen, sondern immer wieder am Gefühl zu arbeiten. Zweifelsohne sind also Pflegende „Gefühlsarbeiter" und genau das macht ihre Arbeit so anstrengend und zehrt aus. Sie brauchen also Räume und Zeit für Rückzug und systematische Reflexion im Team.

Arbeit mit Gefühlen

Wenn Ihnen also ein Patient oder Bewohner "wegzulaufen" droht, schauen Sie geduldig erst einmal auf die Motive und wohin er will/muss. Achten Sie auf seine und Ihre eigenen Gefühle, auf sein Pflichtbewusstsein und auch auf Ihr eigenes Pflichtgefühl. Erinnern Sie sich an seine Lebensgeschichte, verstehen Sie *seine* „Hinlaufziele", denn darüber sollten Sie einen Weg zu gemeinsamen Zielen finden.

Allerdings ist ein Hin- oder Weglaufen nicht immer zu vermeiden. Im Vorfeld kann jedoch vieles in die Wege geleitet werden, um das Risiko des Hinlaufens zu vermindern wird oder die Erkrankten rasch wieder zu finden. An oberster Stelle steht, dass eine möglichst stressfreie und Tagesstruktur bietende Umgebung geschaffen wird. Manchmal ist eine reizüberflutende oder ungewohnte Umgebung Auslöser (Trigger) für den Hinlaufwunsch. Besonders hilfreich ist erfahrenes Pflegepersonal, das in Validationstechniken geschult ist und sich auf das Erleben der demenzkranken Menschen einstellen kann, ohne dabei das eigene Erleben aus den Blick zu verlieren.

Den Demenzkranken verstehen

Bei der Umgebungsgestaltung erscheint es besonders wichtig, dass den stark bewegungsaktiven Menschen auch im Sinne des Stressabbaus möglichst viel **Bewegungsfreiheit gelassen** wird. Hier können bauliche Gegebenheiten und ein geschützter Garten unterstützend wirken. Allerdings ist auch eine hohe Toleranz der Pflegenden sowie Risikobereitschaft gefordert. Ferner lohnt sich auch der regelmäßige Blick auf die (Neben-)Wirkungen der verordneten **Medikamente.** Eine vermehrte Unruhe kann schon mal genau darin begründet sein. So können auch Neuro-

Bewegungsfreiheit
lassen

Umgebung informieren

Technische Lösungen
suchen

Demenzabteilung
bevorzugen

Optische Lösungen

leptika eine sogenannte Akathisie, eine Sitzunruhe, hervorrufen, also das Gegenteil dessen bewirken, was erreicht werden soll.

Sowohl in der stationären als auch bei einer ambulanten Versorgung hat sich die umfassende und breite **Information** der Umgebung und Nachbarschaft bewährt. Auch die Veränderung der Türklinkenfunktion und ähnliche Maßnahmen können große Wirkung zeigen. Gegebenenfalls muss allerdings an eine richterliche Genehmigung gedacht werden. Auf jeden Fall aber sollte es immer ein aktuelles und schnell greifbares **Foto** vom demenzkranken Menschen mit einer guten Beschreibung der zuletzt getragenen Kleidung geben. Auch in die Kleidung gelegte oder gepatchte Adress- oder Hinweiszettel erfüllen vielfach ihren Zweck.

In sehr schweren, hartnäckigen Fällen ist es ratsam, zusammen mit dem Betreuer über technische Lösungen wie Bewegungsmelder (◘ Abb. 4.2) oder Trickschlösser (◘ Abb. 4.3) nachzudenken, die in einzelnen Fällen auch richterlich genehmigungspflichtig sein können, aber immer das mildere Mittel darstellen! Vor allem technische Lösungen bieten sich als quasi komplementäre Pflegemaßnahmen an. Neben Ortungssystemen und Sensormatten können bauliche Gestaltungen, eine direkte Gartenanbindung oder optische Lösungen zielführend sein.

Nicht jedes Pflegeheim ist baulich und/oder technisch, möglicherweise auch personell, so ausgestattet, dass es überdurchschnittlich unruhige und umtriebige Bewohner fachgerecht versorgen kann, ohne dass es zu Gefahrensituationen oder Weglaufen kommt. Hier wäre die bessere Alternative zu einem gerichtlichen Unterbringungsbeschluss und die Verbringung in eine klassische, geschlossene Wohnabteilung einer Einrichtung der Umzug in eine spezialisierte Demenzabteilung mit einem semi-geschlossenen Konzept. Experten sprechen auch von einer „geschützten" Abteilung.

Manche Einrichtungen greifen auch zu optischen Lösungen, indem sie beispielweise Ausgangstüren dadurch „verschönern" und tarnen, dass sie eine Fototapete anbringen, die z.B. ein Bücherregal (◘ Abb. 4.4) oder einen Vorhang suggerieren.

Mittlerweile liegt der Anteil demenzerkrankter Bewohner in den Heimen bei etwa 80 Prozent. Ein Großteil dieser Bewohner durchläuft Phasen, in denen „herausforderndes Verhalten" zu beobachten ist. Gab es bisher in einem kleinen Teil der Einrichtungen eine spezielle „Demenzabteilung" zum Beispiel als „geschützten" Bereich, während die meisten Heime keine derartige Spezialisierung anboten,

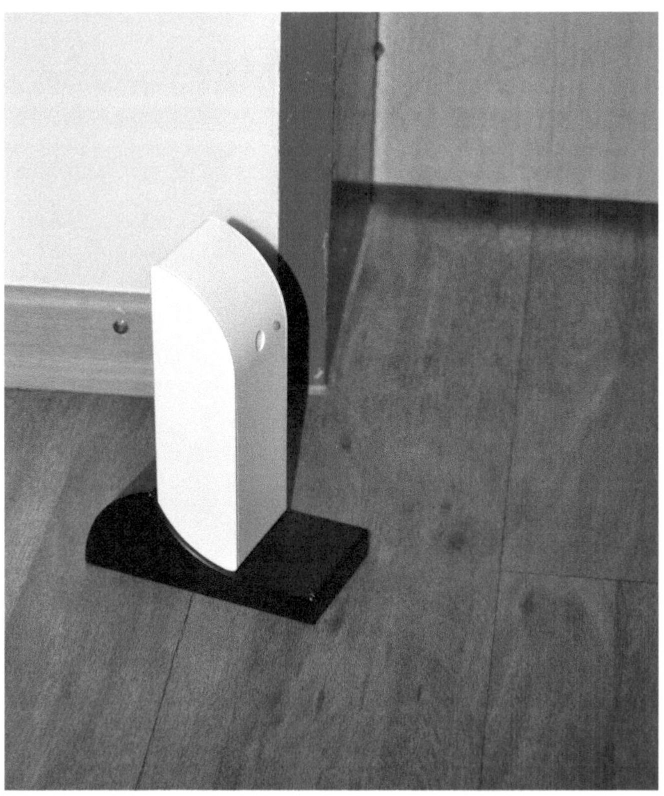

◨ Abb. 4.2 Bewegungsmelder. (Foto: Michael Thomsen mit freundlicher Unterstützung des Altenpflegeheims St. Marien, Belm)

so müsste es heute genau umgekehrt sein: Die Heime brauchen Abteilungen für die *nicht* dementen alten Menschen, die immer mehr in der Unterzahl sein werden. Leider machen sich viele Heimbetreiber noch viel zu wenig Gedanken über entsprechende Veränderungen, die darüber hinaus eine Pflegesatzerhöhung rechtfertigen würden.

geschützte Bereiche einrichten

Der Bedarf an Heimen, die semi-geschlossene oder „geschützte" Bereiche und „Pflegeoasen" anbieten, ist enorm groß und die Nachfrage, um nicht zu sagen: die Not, wächst ständig.

Um Gefahrensituationen zu entschärfen oder abzuwehren oder um eine Unterbringung in eine geschlossene Abteilung (mit Unterbringungsbeschluss) zu umgehen, wären in vielen Fällen zum Beispiel versteckte und in der Höhe angebrachte Schalter zum Öffnen der Wohnbereichstür oder ein spezieller Schließmechanismus, bei dem die Tür bei Kennt-

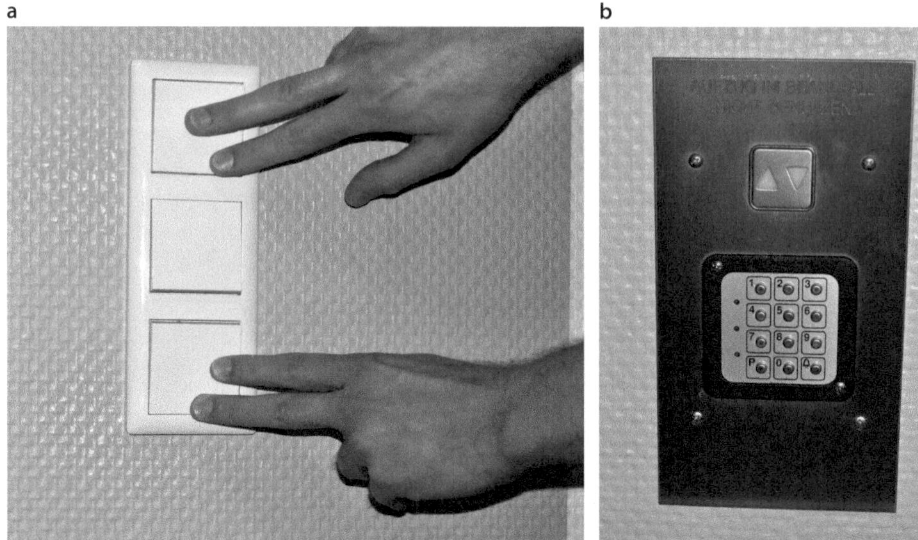

⬛ Abb. 4.3   **a** Durch Drücken der obersten und untersten Taste öffnet sich die Ausgangstür. Hier ist die Genehmigungspraxis der Gerichte durchaus unterschiedlich. In manchen Regionen ist eine richterliche Genehmigung erforderlich; in anderen gehen die Richter davon aus, dass ein normal begabter und eingewiesener Mensch nicht in der Bewegungsfreiheit beschränkt wird; **b** vor Fahrstühlen kann durch die Eingabe eines Zifferncodes das Verlassen der Wohnbereichsebene erschwert werden. (Fotos: Michael Thomsen mit freundlicher Unterstützung des Altenpflegeheims St. Marien, Belm)

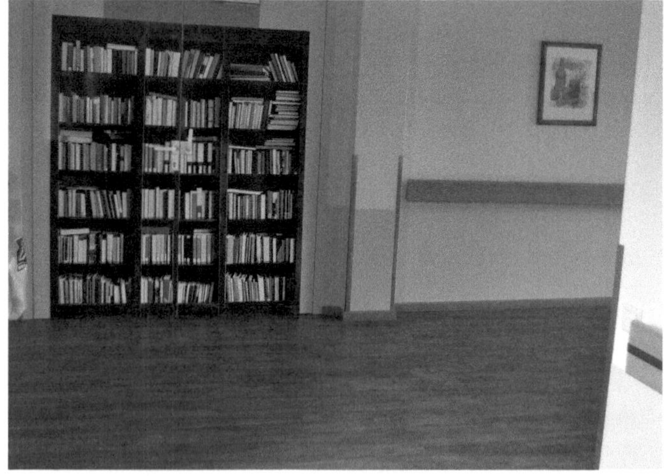

⬛ Abb. 4.4   Ausgang getarnt als Bücherregal. (Foto: Michael Thomsen mit freundlicher Unterstützung des Altenpflegeheims St. Marien, Belm)

nis des Mechanismus jederzeit geöffnet (s.o.) werden kann, ausreichend. Dies wäre in jedem Fall die gelindere Form gegenüber einer klassischen geschlossenen Unterbringung.

Manchmal können schon simple Vorrichtungen ausreichen, damit ein Verlassen des Zimmers oder der Einrichtung bemerkt wird. So kann ein Windspiel, das ein Öffnen der Tür akustisch anzeigt, in kleinere Bereichen oder Wohngemeinschaften bereits eine Lösung darstellen (◼ Abb. 4.5).

Nicht selten ergeben sich Anregungen und Vorschläge aus den Fallbesprechungen, zum Beispiel im Kontext einer Verfahrenspflegschaft. Darin liegen auch Chancen für die Pflegeeinrichtung: Handlungsalternativen können erhöht und die Qualitätsentwicklung vorangebracht werden. Ein gewisser Mut, Alternativen auszuprobieren, aber auch eine hohe **Frustrationstoleranz,** wenn Alternativen scheitern, sind dabei unabdingbar. In Abteilungen mit überproportional hohem Anteil demenzkranker Menschen mit stark herausforderndem Verhalten sollten daher regelmäßige Supervisions- oder Gesprächsangebote für die beruflich Pflegenden zum Angebot gehören.

Chancen erkennen

> **Weglaufen kann vorkommen. Ein größeres, differenzierteres Angebot an baulichen, konzeptionellen und personellen Lösungen im Rahmen der stationären Pflege ist in jedem Fall pharmakologischen Lösungen vorzuziehen.**

Merke

4.4 Sturzgefahr: bewegungseinschränkende Pflegemaßnahmen vermeiden – Alternativen prüfen

Viele freiheitseinschränkende Pflegemaßnahmen sind überzogen, da genaue Umstände und Alternativen nicht geprüft wurden. Insbesondere bei Sturzgefahr und Hinlauftendenz sollten der Einzelfall geprüft und gewissermaßen regelrechte „Fallstudien" erfolgen; es lohnt die Suche nach alternativen Pflegemaßnahmen und das Ausprobieren technischer Lösungen. Sehr oft zeigen die Ideen im Kontext von Fallbesprechungen vielversprechende Lösungswege auf. Wenn man auch nicht immer um eine richterliche Genehmigung herum kommt, so ist das Ergebnis häufig das mildere Mittel.

In jedem einzelnen Fall ist zu klären, welche Pflegemaßnahmen geeignet sind, um mögliche Gefahren und Schädigungen zu vermeiden. Das bedeutet, dass jeder Fall

4

■ **Abb. 4.5**   Windspiel.
(Foto: Michael Thomsen)

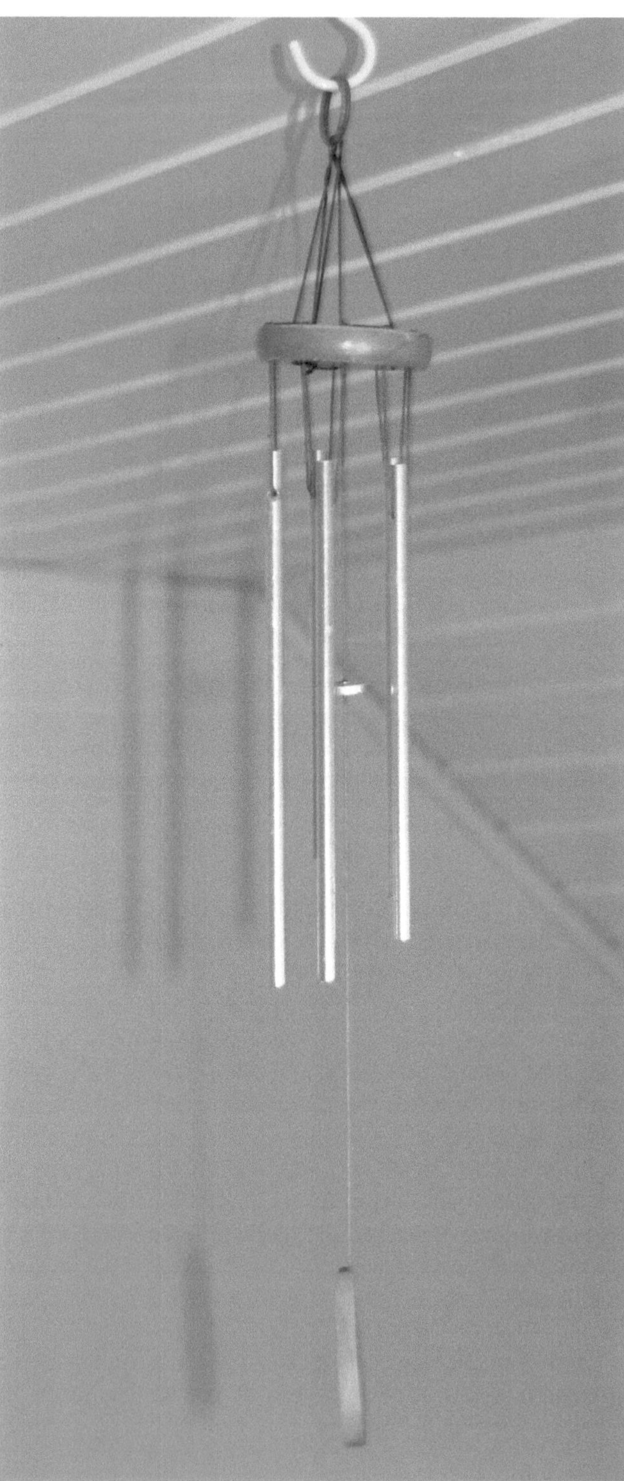

einzigartig und besonders ist: Manchmal müssen Wege auch erst erprobt werden. Dabei dürfen sich Pflegende von Rückschlägen und Misserfolgen nicht entmutigen lassen. Erst wenn es keine alternativen Pflegemaßnahmen mehr gibt, kann von „Notwendigkeit" gesprochen werden.

Den Einzelfall prüfen

Tatsächlich reicht im Falle von Sturzgefahr (oder auch bei Hinlauftendenz) die bloße Befürchtung, dass „etwas passieren kann", nicht aus. Nicht zuletzt, wenn Mitbewohner gestört werden, muss die „Zumutbarkeit" geprüft werden. Manchmal kann Verständnis oder eine Veränderung von Umfeld und Rahmenbedingungen ebenfalls ausreichen. Wenn Mitbewohner über mögliche Verhaltensweisen von „auffälligen" Bewohnern informiert und aufgeklärt werden, kann dies schon viel bewirken. Letztendlich sollte es immer das Ziel aller Beteiligter und im Besonderen des Pflegepersonals sein, freiheitsentziehende Pflegemaßnahmen zu vermeiden.

Ein sehr häufiger, wenn nicht der häufigste Grund für die Beantragung und richterliche Genehmigung freiheitsentziehender Pflegemaßnahmen ist die Sturzgefahr. Hierzu gibt es bereits in den Expertenstandards vielfältige Hinweise. Dabei lohnt es sich, immer wieder darauf zu schauen, welche Medikamente die Bewohner einnehmen und ob mit ihrer Einnahme eine erhöhte Sturzneigung einhergeht. Die Mobilität der Bewohner sollte auf jeden Fall erhalten und wo möglich gefördert werden. Neben Beruhigungs- und Schlafmitteln zählen Diuretika, Herzmedikamente, Antidepressiva und Neuroleptika zu den Medikamentengruppen, bei denen die Sturzgefahr erhöht ist.

Sturzgefahr

> **Ein fixierter Bewohner kann nicht stürzen, aber er wird sehr bald auch nicht mehr mobil sein.**

Merke

4.4.1 Wann Bettseitenteile sinnvoll sind

Das fixierungsfreie Heim ist nicht zwangsläufig gleichzusetzen mit einem Heim, in dem es keine Bettseitenteile gibt oder in dem diese nicht angewendet werden. Denn es gibt Krankheitsbilder und Zustände, aber auch die Wünsche von Betroffenen, wo diese Maßnahme durchaus indiziert und sinnvoll ist.

Solange ein einwilligungsfähiger Bewohner sich mit dem Hochziehen der Bettseitenteile einverstanden erklärt, steht im engeren Sinne auch nicht Freiheitsentzug im Vordergrund, sondern die selbstgewählte oder zugestimmte

Schutzmaßnahme. In solchen Fällen kann weiter differenziert werden:

1. Der Bewohner kann selbst das Bettseitenteil bedienen.
2. Der Bewohner ist in der Lage, jederzeit Hilfe herbeizurufen, so dass das Bettseitenteil umgehend entfernt bzw. herabgelassen werden kann.

Ein Bewohner, der immer ausdrücklich in die entsprechende Maßnahme (schriftlich) eingewilligt hat, wird auch bei fortschreitender Demenz und damit einhergehender Einwilligungsunfähigkeit sehr wahrscheinlich noch wollen, dass das Bettseitenteil zur Sicherheit hochgezogen wird. Eine noch zu Zeiten der Einwilligungsfähigkeit schriftlich erteilte Zusage gilt ähnlich wie eine Patientenverfügung.

Dennoch: Zeigt der Betroffene deutlich Anstalten, das Bett, ohne Hilfe abzuwarten oder einzufordern, trotz massiver Sturzgefahr verlassen zu wollen, muss neu geprüft und abgewogen werden. Entscheidend und letztendlich für die Bewertung maßgebend ist das **tatsächliche Verhalten** des Bewohners.

Darüber hinaus gibt es Krankheitsbilder, die mit schwerwiegenden Symptomen einhergehen, die eine Schutzvorrichtung geradezu erzwingen. Insbesondere bei Schlaganfall-Patienten können vor allem Lähmungserscheinungen ein extrem hohes Selbstgefährdungspotenzial mit sich bringen. In solchen Fällen sind auch Niederflurbetten nicht immer die geeignetere, für das Wohl des Patienten passende Lösung. Das schwerwiegendste Symptom ist der **Neglect.** Dabei handelt es sich um eine Störung der Aufmerksamkeit, die dadurch charakterisiert ist, dass der Betroffene eine Hälfte seiner Umgebung bzw. des eigenen Körpers nicht oder nur sehr schlecht wahrnimmt bzw. missachtet. Dem betroffenen Patienten sind die resultierenden Defizite nicht bewusst und er kann die damit einhergehenden Gefahren nicht erkennen, vergleichbar mit einem auf dem ungesicherten Balkongeländer krabbelnden Kind, das die Gefahr der Tiefe und des Fallens nicht erkennen kann. Bei etwa 35 % der von diesem Phänomen betroffenen Schlaganfall-Patienten besteht diese Störung dauerhaft. Rollstuhlfahrende Bewohner müssen deswegen dann beispielsweise auf der betroffenen Seite einen sogenannten Speichenschutz erhalten, da sie sonst Gefahr laufen, dass ihre gelähmte Hand zwischen die Speichen gerät und massiv verletzt würde, was sie zudem oft nicht einmal bemerken würden.

Mit dem Neglect geht häufig eine **Anosognosie** einher. Diese Patienten verhalten sich so, als existiere die Schädigung nicht. Darauf angesprochen, reagieren sie mit Konfabulationen, Entschuldigungen und Rationalisierungen. Dieses Wissen um das entsprechende Krankheitsbild sollte auch der Verfahrenspfleger besitzen, um im konkreten Fall die korrekte Einschätzung vornehmen zu können. Gegebenenfalls sind fachärztliche Erläuterungen und Erklärungen einzuholen.

Anosognosie

Im Bett liegend zeigen diese Patienten häufig ein Verhalten, als wollten sie das Bett verlassen. Ist die Anosognosie mit einer Demenz oder einer schweren Aphasie gepaart, wird es schwierig zu unterscheiden, ob es sich um eine Willensbekundung oder Ausdruck des verschobenen Körperschemas handelt. In manchen Fällen kann eine Lösungskombination von Niederflurbett und vorgelegten Matratzen ausreichen. In den meisten Fällen werden dadurch aber neue Probleme und Verletzungsrisiken generiert.

In den Fällen, in denen ein Übersteigen definitiv ausgeschlossen werden kann, ist tatsächlich das hochgezogene Bettseitenteil die medizinisch indizierte und pflegefachlich korrekte Option der Behandlung. In solchen Fällen dennoch – um etwa die richterliche Genehmigung zu umgehen – konsequent auf Bettseitenteile zu verzichten, mag dann auch eine Frage der Verhältnismäßigkeit sein. Der Aufwand (Auslegen von Matratzen auf dem Boden) ist gegebenenfalls enorm und führt bei genauerer Betrachtung häufig nicht zu mehr Bewegungsfreiheit, beispielsweise wenn der Betroffene auf einen Rollstuhl angewiesen ist.

Ebenso sinnvoll sind erhöhte Bettseitenteile dann, wenn zwar der bettlägerige Bewohner keine deutlichen Eigenbewegungen zeigt, aber ein Herausfallen nicht auszuschließen ist. So zeigen auch stark bewegungsunfähige Bewohner noch Reflexe, die durch ganz unterschiedliche Stimuli ausgelöst werden können. Beispielsweise bei einem Menschen mit apallischem Syndrom kann man durchaus beobachten, wie beim Gähnen bestimmte Muskelpartien kontrahieren und eine Bewegung des Körpers folgen lassen.

Im Zuge beispielsweise von dekubitusprophylaktischen Maßnahmen müssen regelmäßige Um- oder Wechsellagerungen des Patienten vorgenommen werden. Dabei kann es bei bestimmten Lagerungen in Kombination mit reflexinduzierten Bewegungen zu Stürzen aus dem Bett kommen, wenn keine Schutzvorrichtung angebracht ist. Nun wird das Gericht hier allerdings in der Regel von völliger Bewegungsunfähigkeit ausgehen, die keiner richterlichen Genehmigung

Dekubitusprophylaxe

bedarf. Allerdings sind reine Reflexbewegungen und willentliche Bewegungen nicht immer eindeutig abzugrenzen. In solchen Fällen muss sich das Gericht auf die Expertise der Fachpflegekräfte bzw. auf das ärztliche Attest berufen.

Zeigt ein bewegungsfähiger Bewohner allerdings eindeutige Anzeichen, das Bett bei hochgezogenem Bettseitenteil verlassen zu wollen und es liegt gleichzeitig ein hohes Gefährdungspotenzial vor, etwa dass er Kraft und Koordinationsvermögen aufzubringen vermag, um über die hochgezogenen Bettseitenteile zu klettern, müssen alle Beteiligten über Alternativen nachdenken. Eine zusätzliche Fixierung mittels Bauchgurt sollte nicht zum Standardvorgehen gehören. Erscheint diese Option unumgänglich, kann in Einzelfällen bezweifelt werden, ob die Wohnform geeignet ist und alle therapeutischen Möglichkeiten ausgeschöpft wurden.

Alternativen finden

Bettseitenteile, die nur zur Hälfte hochgezogen sind, stellen keine Freiheitsberaubung dar, da sie das Aussteigen am Bettende ermöglichen, und sind für einige demenzerkrankte Bewohner eine Orientierungshilfe und können ein unbeabsichtigtes Herausfallen verhindern oder sogar den Ausstieg aus dem Bett sicherer machen.

Merke

> **Nicht immer bedeutet das Hochziehen von Bettseitenteilen Freiheitsberaubung.**

4.4.2 Umgebungsgestaltung

Um die Risiken eines Sturzes zu minimieren, ist die angemessene Umgebungsgestaltung entscheidend. Manchmal schleicht sich im laufenden Pflegebetrieb aber Betriebsblindheit ein und es werden offenkundige Lösungsansätze schlichtweg übersehen.

Fallbeispiele

Fallbeispiele

Eine Frau kippt immer wieder nach vorne aus dem Rollstuhl. Bei genauerem Hinsehen fällt auf, dass ihr dies immer dann passiert, wenn sie sich nach einem heruntergefallenen Gegenstand hinabbeugt. Die Anschaffung und das anschließende Training im Umgang mit einer Greifzange konnten das Problem lösen.

Eine weitere Frau bevorzugte beim Transfer ins Bett immer eine Körperseite und hatte sich dabei schon mal neben das Bett gesetzt. Man stellte das Bett um und der Transfer lief wesentlich gefahrloser.

Eine Frau zog nachts im Dunkeln sehr häufig den Stecker der Klingelanlage versehentlich heraus, so dass der Hilferuf nicht erfolgen konnte. Nach langem Warten unternahm sie einen Aufstehversuch und stürzte und wurde erst nach Stunden am Boden liegend vorgefunden. Die Klingelschnur wurde so verlegt, dass ein Herausziehen unmöglich wurde.

Es gibt zahlreiche derartige Beispiele. Sehr oft kommen die Pflegenden aber erst **im Rahmen einer systematischen Analyse und Reflexion** auf manchmal sehr kreative oder auch auf verblüffend einfache Lösungen.

Analysieren und Neues wagen

Manchen Bewohnern, die nachts die Toilette aufsuchen wollen, können auch sogenannte Stoppersocken (◘ Abb. 4.6) angeboten werden, die die Gefahr des Ausrutschens minimieren und zugleich für warme Füße sorgen. Bewohner, die noch recht gut einen Transfer aus dem Bett heraus bewältigen können und nachts immer wieder Toilettengänge vollziehen wollen/müssen, die aber auch mit Gehhilfen oder Rollator allein zu unsicher sind, kann angeboten werden, einen Toilettenstuhl direkt vor das Bett zu platzieren. Die Entsorgung der Notdurft könnte per Klingelruf erbeten oder bei Kontrollgängen des Nachtdienstes erfolgen.

Geteilte Bettseitenteile, Rutschbretter, Haltegriffe, Antirutschmatten, Stoppersocken, selbst bedienbare Aufstehhilfen und/oder gezieltes Einüben der Transfertechnik können Alternativen für bewegungsunsichere oder krankheitsbedingt bewegungseingeschränkte Bewohner darstellen. Und manchmal muss man hier auch etwas wagen.

Fallbeispiel

Bei einem Bewohner war der Transfer aus dem Bett und ins Bett das Hauptproblem. Ein zielgerichtetes Gespräch mit dem Bewohner war möglich. Er schien in der Lage, das Gefährdungspotenzial zu erkennen. Ich bekam den Eindruck, dass er mögliche Konsequenzen und Gründe für eine freiheitsentziehende Maßnahme erkennen und gegebenenfalls einwilligen könnte. Er erkannte auch die hohe Sturzgefahr, insbesondere beim Transfer, vergaß (krankheitsbedingt) aber den Klingelruf zu betätigen, um Hilfe zu erbitten. Der Bewohner litt unter anderem an einer durch Alkoholabusus bedingten Demenz mit epileptischen Episoden. Deutlich erkennbar waren darüber hinaus eine Hemiparese links und ein Neglect, in deren Folge er von Pflege und Hilfe abhängig war. Gleichzeitig war er nicht in der Lage, mögliche Gefahrenquellen auf der gelähmten Seite zu erkennen. Mittels regelmäßiger krankengymnastischer Übungen wurde versucht, sein Gangbild

4

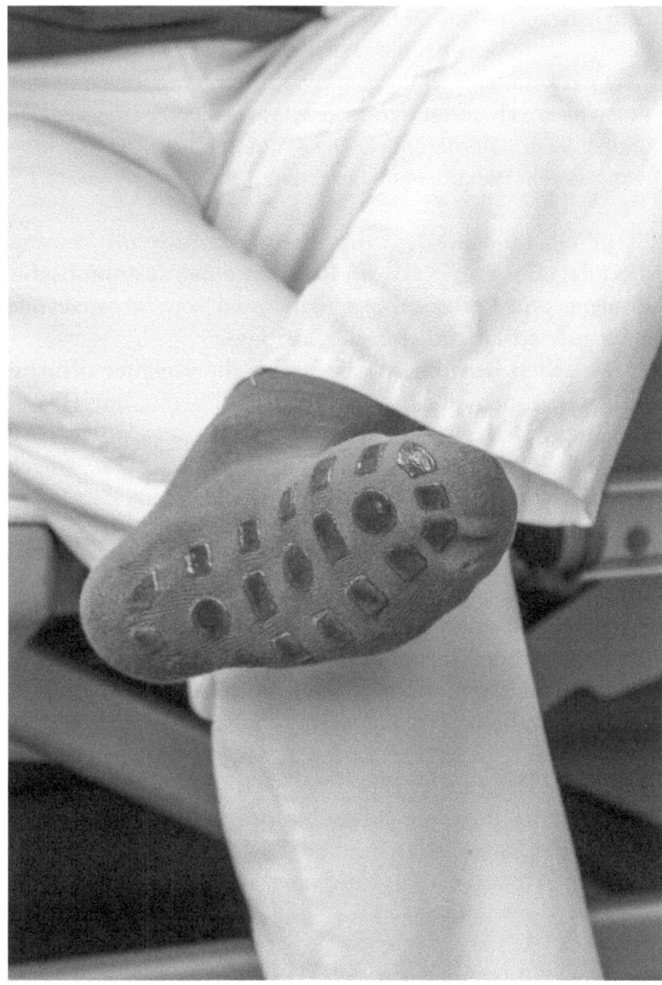

◗ **Abb. 4.6**   Stoppersocken – eine gute Geschenkidee! (Foto: Michael Thomsen)

Fallbeispiel

zu verbessern. Allerdings konnte er ohne Begleitung nicht gehen, da er nach hinten zu kippen drohte und gehalten und geführt werden musste. Das Treppensteigen war gänzlich unmöglich. Die verordneten Medikamente zielten auf Schmerzbekämpfung sowie Anfallsprophylaxe (Antiepileptika).

Er zeigte Phasen, in denen er häufiger stürzte – besonders nach Rückfällen in den Alkoholkonsum. Das Pflegepersonal versuchte hier durch gute Beobachtung und Beschäftigungsangebote, solche "Gelegenheiten" zu minimieren und auf ihn einzuwirken. Kurz vor meinem Besuch war er beim

Transfer vom Bett in den Rollstuhl gestürzt, hatte aber keine sichtbaren Verletzungen davongetragen. Er saß in seinem Rollstuhl und zeigte mir den – in der Tat – besonders gefahrengeneigten Transfer vom Rollstuhl ins Bett und zurück. So griff er mit der rechten Hand nach der Triangel; dabei war zu erkennen, dass die Spastik im linken Arm zunahm. Ich regte im Gespräch an, dass in der Physiotherapie unter Berücksichtigung seiner Ressourcen ein sichererer Transfer (bei möglicherweise Außerachtlassung der Triangel) bei gleichzeitiger Prüfung der Umgebungsgestaltungsmöglichkeiten gezielt geübt werden sollte.

Aus meiner Sicht war die Bereitstellung eines Niederflurbetts im konkreten Fall nicht zielführend, da das Problem kein Herausfallen aus dem Bett war, sondern ein Transferproblem. Die freiheitseinschränkenden Maßnahmen hinsichtlich der Lagerung im Bett (Bauchgurt, Bettgitter) und im Rollstuhl erschienen überprotektiv und sollten aufgehoben werden.

Maßnahmen im Sinne des Expertenstandards Sturz (Kraft- und Balancetraining, regelmäßige Toilettengänge/-transfers etc.) sollten eingesetzt werden, um eine weitere Verschlechterung des Mobilitätsstatus zu verhindern.

Angesichts der mangelhaften Compliance bezüglich Klingelruf schlug ich den Einsatz einer Klingelmatte vor. Zwar blieb das Sturzrisiko bestehen, aber angesichts der ablehnenden Haltung und Vergesslichkeit des Bewohners führten die erprobten Maßnahmen dazu, dass die Gefahrensituationen seltener w0urden, da das Pflegepersonal aufgrund der Klingelrufe häufiger sichere und angemessenere Transfers mit dem Bewohner durchführte.

Eine sehr selten angewandte Methode zur Vermeidung von FEMs ist die **Pflege auf dem Boden**. Hierbei werden große Matratzen, ggf. in Kombination mit Auskleidung der Wände mit Matratzen, im Zimmer positioniert. Es gibt mobile oder stationäre Hebeeinrichtungen, die das Heben des Bewohners jeder Pflegekraft ermöglichen. Allerdings kommt es sehr darauf an, welchen Mobilitätsstatus der Bewohner tatsächlich zeigt; denn diese Maßnahme bedeutet nicht nur einen erheblichen Mehraufwand insbesondere für die Pflegekräfte, sondern kann sich auch stigmatisierend, mobilitätseinschränkend oder gar gefährdend auswirken.

Pflege auf dem Boden

> **Gehen Sie öfter mal in andere Einrichtungen, um den Blick zu weiten!**

Merke

4.4.3 **Warnsysteme und Licht**

Alte Menschen vergessen sehr leicht, dass sie nach Hilfe „klingeln" können, oder sie wollen „nicht zur Last fallen". Das könnte leicht durch eine sogenannte Kontaktmatte oder durch den Einsatz einer Lichtsensortechnik kompensiert werden, die den "lästigen oder vergessenen Klingelruf" ersetzen. So gelangen in der Nacht oder in der frühen Nachmittagszeit, wo viele Bewohner noch einmal ruhen, die „Kontakte" der Bewohner durch Berühren der Matte dennoch zur Rufanlage des Pflegepersonals. Auch in diese Maßnahme muss der Bewohner bzw. sein Betreuer einwilligen. Ist die Anwendung auf das Maß des Erforderlichen begrenzt, muss in der Regel keine amtsgerichtliche Genehmigung eingeholt werden. In der Regel zeigt sich für diese Maßnahme eine sehr hohe Compliance.

Sensormatten werden unter oder auf der Matratze oder vor dem Bett auf dem Boden platziert. Bei Berührung bzw. Betreten der Matte wird ein entsprechendes Signal auf der Rufanlage der Pflegemitarbeiter ausgelöst. Dadurch kann bei sturzgefährdeten Bewohnern, die nachts das Bett verlassen, rechtzeitig das Pflegepersonal alarmiert und so entsprechende Hilfeleistung gegeben werden. Es dient also nicht der Allgemeinüberwachung, sondern soll ein kognitives Defizit – nämlich die Vergesslichkeit oder die Apraxie im Hinblick auf die Handhabung der manuellen Rufanlage – kompensieren.

Kontaktmatten

Für den Einsatz von Sensortechniken oder sogenannten Kontaktmatten sollten die Bewohner noch soweit mobil sein, dass ein Hilfsmittel oder eine Begleitung durch eine Hilfskraft für den Transfer und das Gehen kurzer Strecken zur Sturzvermeidung ausreicht. Im Idealfall sind solche Bewohner mit einer Hüftprotektorenhose – eventuell auch nachts – versorgt. Ist eine zeitnahe Intervention nach Auslösen des Rufs nicht möglich, sollte die Kontaktmatte nicht angewendet werden.

Fallbeispiel

In einem Fall war eine Bewohnerin eines Pflegeheimes am Rollator relativ gangsicher mobil, konnte in Begleitung etwa 50 bis 100 Meter gehen, musste sich wegen schwindender Kräfte schon mal setzen. Begleitet werden musste sie, weil sie ihre Kräfte nicht immer richtig einschätzte und sich auch nicht mehr zurecht fand. Räumliche, zeitliche und auch situative Desorientiertheit waren offenkundig. Zur eigenen Person war sie noch orientiert, konnte aber nur noch selten andere Personen sicher namentlich zuordnen. Nach dem Mittagessen ruhte sie gern in einem Liegesofa. Das zur Nacht hochgezogene Bettseitenteil schien sie zu tolerieren. Leider war sie kognitiv nicht mehr in der Lage, den Klingelruf zu betätigen, um beim Bedürfnis aufzustehen, Hilfe zu erbitten. Daher zeigte sie dann schon mal Unruhe. Im ungünstigsten Fall hätte sie es auch schaffen können, über das Bettgitter zu steigen. Angesichts ihres Übergewichts (BMI 34,74) war diese Gefahr zwar relativ gering, aber nicht ausgeschlossen. Weitergehende Maßnahmen als das Hochziehen der Bettseitenteile waren nicht erforderlich und wurden auch vom Pflegepersonal nicht erwogen. Alternativen zum Bettgitter wurden bis dahin nicht geprüft, da die bevollmächtigte Tochter auf die Anwendung des Bettgitters bestand. Allerdings konnte eine Sensortechnik, die beim Aufstehen aus dem Bett einen Ruf auf die Telefon- bzw. Rufanlage des Pflegepersonals übermittelte, die freiheitsentziehende Maßnahme mittels Bettgitter ersetzen.

Fallbeispiel

In Einzelfällen kann auch ein **Bewegungsmelder** als „Sicherheitsmaßnahme" ausreichen. So vergessen Bewohner nachts beim Aufstehen aus dem Bett, das Licht einzuschalten oder sie finden den Schalter nicht, so dass der Weg zur Toilette für den gangunsicheren Bewohner zur Gefahr werden kann. Ein speziell eingestellter Bewegungsmelder kann das Auslösen einer angemessenen, nicht zu grellen Lichtquelle (■ Abb. 4.7), zum Beispiel unter dem Bett, bewirken.

Bewegungsmelder

Fallbeispiel

Von einer vermeintlich einwilligungsunfähigen Bewohnerin, gegen deren Willen das Bettseitenteil hochgezogen wurde, ließ ich mir den Transfer vom Rollstuhl ins Bett und zurück demonstrieren und inwieweit sie in der Handhabung von Klingelanlage und Lichtschalter sicher war. Hinsichtlich des Transfers war eine gewisse Unsicherheit zu erkennen und sie erklärte auch, dass sie auf die sichernde Hilfe des Pflegepersonals angewiesen sei. Darüber hinaus beschrieb sie, dass sie nachts im Dunkeln mit der Bedienung der Rufanlage Schwierigkeiten habe.

Fallbeispiel

Der Sohn hatte bereits zwei zusätzliche Nachtlichter angebracht, um der Mutter nachts die Orientierung zu erleichtern. Deutlich war auch zu sehen, dass die Schnur der Klingelanlage derart ungünstig zur Streckdose verlief, dass die Bewohnerin Gefahr lief, sie herauszuziehen, so dass ein Klingelruf nicht erfolgen konnte. Sie nutzte die Klingelanlage, um während der Nacht eintretenden Harndrang der Nachtwache

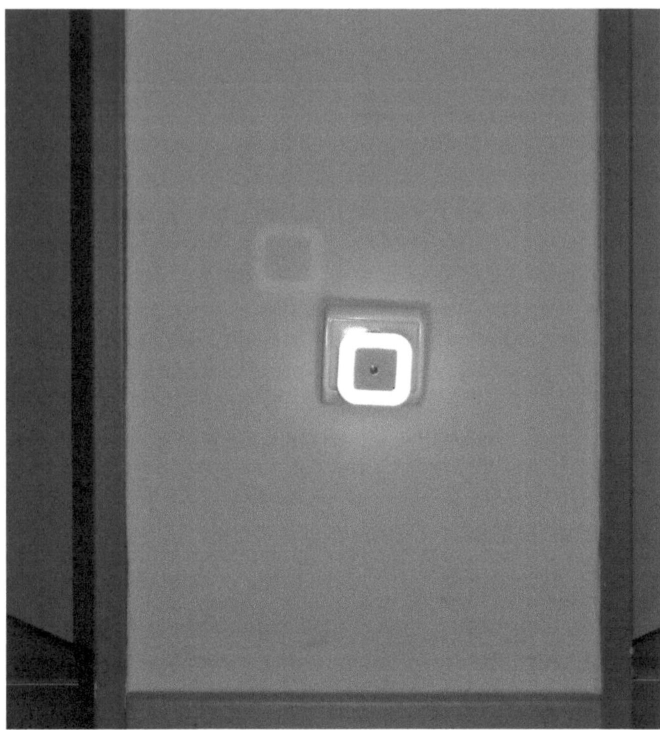

◘ Abb. 4.7   Ein kleines Lämpchen, das in der Steckdose ein sanftes Licht abgibt, sodass der Bewohner sich im Dunklen noch leicht orientieren kann, kann manchem Menschen mit fortgeschrittener Demenz die Angst nehmen. (Foto: Michael Thomsen)

anzuzeigen. Auf einen Toilettengang war sie dabei nicht angewiesen, da sie selbst das Unterschieben des Steckbeckens durch die Nachtschwester als „gute und zügigere" Variante begrüßte. Laut ihrer Aussage war dies etwa zwei bis drei Mal nachts erforderlich, es gebe aber auch Nächte, in denen sie komplett durchschlafe. Ein freies Gehen war nur einige Schritte in Begleitung und am Rollator möglich. Der Mobilitätsstatus hatte sich laut Aussage des Sohnes während der Krankenhausaufenthalte vor Einzug in die Einrichtung ergeben. Früher sei sie Zuhause am Rollator mobil gewesen. Allerdings sei es vor etwa einem Jahr zu einem Sturz gekommen, in der Pflegeeinrichtung sei es bislang zu keinem Sturz gekommen.

Das zur Nacht hochgezogene Bettgitter lehnte die Bewohnerin im Gespräch ab, war sich aber ihrer Sturzgefährdung ohne „Begleitschutz" bewusst. Unklar war, ob sie nachts immer ebenso orientiert und bewusstseinsklar war wie in unserem Gespräch.

So zeigte sie laut dem Pflegebericht schon mal Unruhe, wobei unklar war, ob diese daher rührte, dass die Klingel aus der Steckdose gezogen war und sie auf das Kommen der Nachtschwester vergeblich wartete. Im ungünstigsten Fall konnte sie es auch schaffen, über das Bettgitter zu steigen. Daher wurde zur Sicherheit eine Matte vor das Bett gelegt. Alternativen zum Bettgitter wurden bisher nicht geprüft.

Nach folgenden Maßnahmen konnte schließlich die Bettseitenteillösung aufgehoben werden:

1. Ein im Raum installierter Bewegungsmelder garantierte bei Aufstehversuchen der Bewohnerin genügend Licht, so dass sie sich im Zimmer besser orientieren konnte, mithin auch die Klingelanlage besser wahrnahm.

2. Es wurde sichergestellt, dass ein Herausziehen des Steckers für die Klingelanlage verhindert wird. Ferner wurde eine Kontaktmatte angeschlossen.

3. Unter besonderer Einbeziehung des Nachtdienstes erfolgten in der Erprobungsphase und anfänglich einige Nächte darüber hinaus engmaschigere Kontrollgänge. Tatsächlich erfolgten keine Aufstehversuche mehr von Seiten der Bewohnerin, ohne sich die benötigte Hilfe per Klingelruf einzufordern.

Eine zu helle Flurbeleuchtung in der Nacht kann im ungünstigen Fall ebenfalls eine Gefahrenquelle darstellen, wenn ältere Bewohner nachts vom dunklen Zimmer auf den Flur treten und „geblendet" werden, da sie sich altersbedingt nicht so schnell an das helle Licht anpassen können.

In einem Fall wurde die Vermeidung zusätzlicher bzw. gravierender FEM dadurch möglich, dass die vorsorgebevollmächtigte Ehefrau in eine Fallbesprechung einbezogen wurde.

Fallbeispiel

Der Ehemann lebte bereits seit ca. 20 Monate in der Einrichtung und wurde (fast) täglich von der Ehefrau für einige Stunden besucht. Er befand sich in der Phase einer leichten Bettlägerigkeit und wurde tagsüber zwei Mal für ca. zwei bis drei Stunden in einen Therapierollstuhl mittels Lifter transferiert. Beim Ruhen im Bett wurden die Bettseitenteile heraufgezogen. Er zeigte dagegen kein Abwehrverhalten und schlief in der Regel ruhig durch. Wiederholt beobachtete der Nachtdienst, dass er an manchen Nächten Unruhe zeigte und den Namen seiner Ehefrau rief. Und so war dann auch bei mehreren Kontrollgängen in der Nacht registriert worden, dass er entgegen der Regel seine Beine über das hochgezogene Bettseitenteil gewuchtet hatte und in einem Fall auch Gefahr lief, das Bettseitenteil zu übersteigen und zu stürzen.

Die Einrichtung kam mit der Ehefrau überein, eine Genehmigung einer Bauchgurtfixierung beim Amtsgericht zu erwirken. Ich bat die Pflegedienstleitung für diesen Fall eine Fallbesprechung unter Einbeziehung der Ehefrau abzuhalten. Dabei stellte sich heraus, dass bei Auswertung der Pflegedokumentation auffiel, dass diese seltenen Unruhezeichen mit Übersteigversuchen immer dann stattfanden, wenn die Ehefrau tagsüber nicht wie üblich zu Besuch war. Der Bewohner begann dann laut den Namen seiner Frau zu rufen, ließ sich aber durch den Nachtdienst gut beruhigen. Leider bekamen aber die beiden diensthabenden Nachtpflegerinnen das Rufen in der 115-Betten-Einrichtung mit verwinkelten Fluren und über mehrere Etagen nicht immer (zeitnah) mit, so dass die Sorge der Beteiligten zunächst nicht ausgeräumt werden konnte.

Nun machte eine Nachtschwester den Vorschlag, eines der beiden Babyphone (◘ Abb. 4.8) ihrer Kinder in das Zimmer zu stellen und das andere bei sich zu führen, so dass sie bei den bekannten Unruhezeichen zeitnah hinzukommen konnte, was in diesen seltenen Nächten ausreichte, um den Bewohner zu beruhigen und vom Übersteigversuch abzuhalten.

Die Ehefrau wiederum bot an, ein paar beruhigende Worte für ihren Ehemann auf Band zu sprechen, das die Pflegemitarbeiterin dann über das Babyphon zur Beruhigung abgespielte. Die Maßnahme zeigte Erfolg und die Beteiligten nahmen den Antrag zur Bauchgurtfixierung zurück.

Bei bereits ortsfixierten Menschen, die vor allem nachts immer wieder aufstehen wollen und dazu nicht die erforderliche Hilfe erbitten können, kann in einzelnen Fällen mit einem Niederflurbett in Kombination mit einem geeigneten Signalsystem gearbeitet werden. Neben der Kontaktmatte am Boden bietet die Industrie mittlerweile auch besser geeignete Aufstehwarner an.

Bei hinlaufgeneigten Bewohnern kommen immer häufiger Funksender zum Einsatz. Das Tragen eines Senders ist nicht zwingend genehmigungspflichtig, sollte aber unbedingt mit dem Betreuer abgesprochen sein.

> **Nutzen Sie technische Lösungen! Nur selten ist dazu eine richterliche Genehmigung erforderlich. (Manchmal kann die Einbeziehung des Haustechnikers sinnvoll sein.)**

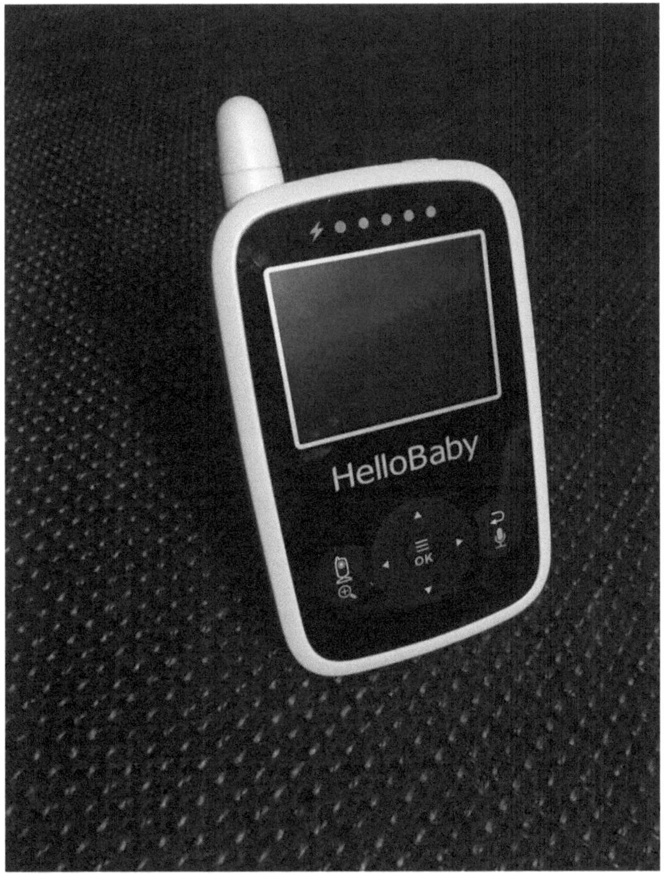

◘ Abb. 4.8   Babyphon. (Foto: Michael Thomsen)

4.4.4 Sinn und Unsinn von Niederflurbetten

Niederflurbetten sind bereits ab etwa 1400,- € erhältlich und damit kaum teurer als herkömmliche Pflegebetten. Der Einsatz eines Niedrigflurbetts (◘ Abb. 4.9) ist abhängig von diversen Kriterien und immer im konkreten Einzelfall zu entscheiden. Ein Niederflurbett kann die Verletzungsgefahr bei einem Sturz aus dem Bett deutlich verringern. Das Niederflurbett ist aber leider je nach Verhalten und Mobilitätsstatus nicht immer und in jedem Fall das geeignete Mittel bei sturzgefährdeten Menschen, also kein „Allzweckmittel".

Das Niedrigflurbett ist geeignet bei Personen, die Angst haben, aus dem Bett zu fallen, und diese Lösung einem Bettgitter vorziehen. Aber auch bei kleiner gewachsenen Menschen kann das Niedrigflurbett die Mobilität bzw. die

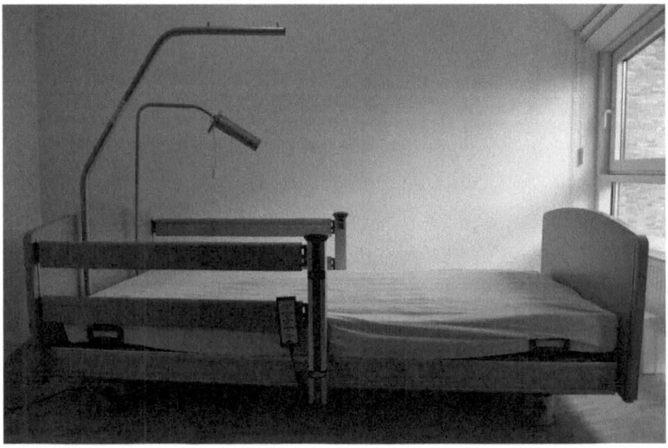

■ **Abb. 4.9**   Niederflurbett mit teilbaren Bettseitenteilen. (Foto: Michael Thomsen mit freundlicher Unterstützung des Altenpflegeheims St. Marien, Belm)

Für wen?

Transfersicherheit, insbesondere beim Aufstehen, erhalten oder verbessern.

Ferner ist das Niedrigflurbett dann eine sinnvolle Alternative zum hochgezogenen Bettseitenteil, wenn der Betroffene so viel Kraft und Koordinationsvermögen aufbringt, um über das Bettgitter hinweg zu steigen, und darüber hinaus signalisiert, dass er sich in seinem Bewegungs- und Freiheitsdrang eingeschränkt fühlt. In einem solchen Fall kann das Niedrigflurbett die sinnvollere Alternative z. B. zum Bauchgurt (plus Bettgitter) darstellen. Grundsätzlich sind **folgende Aspekte** bei der Entscheidungsfindung zu berücksichtigen:

Zu bedenkende Aspekte

- Das **tatsächliche Verhalten und der mutmaßliche Wille** des Betroffenen: Werden keinerlei Abwehrreaktionen oder entsprechende verbale oder nonverbale Bekundungen gegen das Bettgitter wahrgenommen, sondern im Gegenteil: Das hochgezogene Bettseitenteil wird quasi als Mobilitätshilfe beim Drehen im Bett genutzt, indem der Betroffene sich daran hält und sich zum Lagewechsel abstößt oder hinzieht, dann dürfte diese Maßnahme in der Regel dem tatsächlichen oder mutmaßlichen Willen des Betroffenen entsprechen. Gleichzeitig wäre diese Lösung sogar als mobilitätsfördernde Maßnahme im Hinblick auf die Möglichkeiten der Lageveränderungen beim Liegen interpretierbar.
  Fraglich bleibt im Zweifelsfall, ob der Betroffene die Option des Niederflurbetts im Zustand kognitiver Einwilligungs- bzw. Geschäftsfähigkeit tatsächlich so

akzeptieren und nicht eher selbst das Hochziehen des Bettseitenteils vorziehen würde.

- Der **Mobilitätsstatus:** Befindet sich der Betroffene in der Phase der "Immobilität im Raum" und ist nicht mehr in der Lage, sich Hilfe per Ruf- oder Klingelanlage zu erbitten, kann das Niedrigflurbett das Mittel der Wahl sein. In Kombination mit Teilbettseitenteilen, die einen Durchlass zum Aufstehen lassen und zugleich als zusätzliche Haltemöglichkeiten fungieren, kann eine vor dem Bett positionierte Kontaktmatte dann zielführend sein, wenn der Betroffene noch in der Lage ist, mit einem Hilfsmittels (z. B. Rollator) zu gehen, aber auf zusätzliche Hilfe angewiesen ist, oder selbstständig einen Transfer vom Bett in den Rollstuhl vorzunehmen (◘ Abb. 4.10).

Diese Maßnahme ist also in der Tat bei Menschen bis zur Phase der "Immobilität im Raum" geeignet, die lediglich auf eine sichernde Begleitung oder Führung (aufgrund von Sehbehinderung oder örtlicher Desorientierung) angewiesen sind.

„**Ortsfixierung**" hingegen bedeutet, dass die Betroffenen aufgrund ihrer Gang- und Standunsicherheit auf die Hilfe bei kurzen Gehversuchen sowie beim Transfer vom Bett in den Rollstuhl oder vom Rollstuhl in den Ruhesessel angewiesen sind, da sie sonst sofort und unweigerlich stürzen würden. In der Regel werden solche Personen also tagsüber mit personeller oder technischer Hilfe (Lifter, Aufstehhilfe) in den Rollstuhl transferiert.

Ortsfixierung

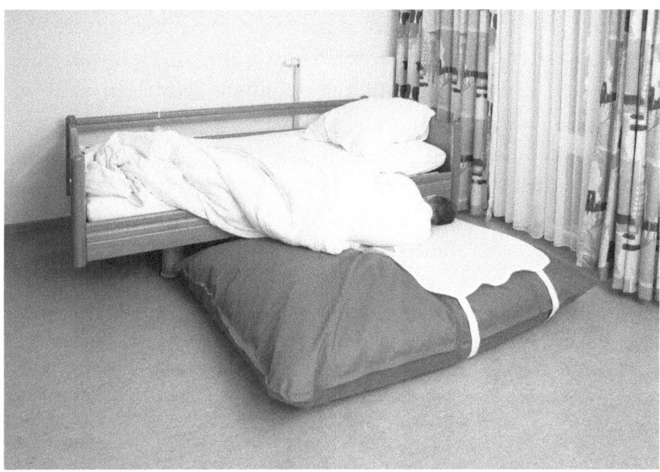

◘ **Abb. 4.10**   Teilauslassungsmöglichkeit bei Bettseitenteilen. (Mit freundlicher Genehmigung von Michael Janousek)

Bei ortsfixierten Menschen mit fortgeschrittener Demenz oder starken kognitiven Einschränkungen, die tatsächlich "Aufstehversuche" in Verkennung der Gefahrensituation und in vollkommener Fehleinschätzung ihrer Ressourcen unternehmen, indem sie zuerst die Beine aus dem Bett bewegen und auf den Boden stellen, um dann einen Gehversuch zu unternehmen, ohne die benötigte Hilfe einzufordern, ist ein Niederflurbett kein Gewinn, da die Zeit bis zum Eintreffen des Pflegepersonals nicht ausreichen würde, um wirksam intervenieren zu können.

Lediglich bei Menschen, die bei geringen verbliebenen Kräften und vorhandenen Eigenbewegungen im Bett durchaus unbeabsichtigt aus dem Bett fallen können (Phase mittelschwerer Bettlägerigkeit), könnte ein Niedrigflurbett mit vorgelegter Matte oder einem Safe-Bag (❏ Abb. 4.11) mögliche Sturzfolgeschäden tatsächlich verhindern.

In solchen Fällen wäre die Kombination mit einem Warnsystem (Klingelmatte) anzuraten, damit das Pflegepersonal zeitnah reagieren kann, da in einem potenziell längeren Zeitfenster neben einer Auskühlung zusätzliche Verletzungsgefahren durch Stoßen oder Robben auf dem Boden oder auf der Matratze bestehen.

Zeigt der Betroffene also noch so viel Kraft und Eigenbewegung, dass bei einem "Aufstehversuch" die Gefahr bestünde, dass er zuerst die Beine aus dem Bett auf die vor dem Bett liegende Schutzvorrichtung (Matratze oder Safe-Bag) setzen und angesichts seiner Unfähigkeit, alleine und koordiniert zu stehen, *unweigerlich* stürzen würde, würde diese Gefahr gewissermaßen durch die Schutzvorrichtung weiter erhöht. Setzen diese Bewohner ihre Füße auf die Matratze, werden sie auf dem unsicheren Boden Halt und Stand verlieren. Ein solcher Sturz beinhaltete dann ein sehr viel höheres Gefährdungspotenzial.

Bei ortsfixierten Bewohnern vermindert ein Niederflurbett zwar die Fallhöhe, aber ein Bewohner, der einen Aufstehversuch in Verkennung seiner Ressourcen macht, wird auch mit Niederflurbett unweigerlich stürzen. Hier kann in Einzelfällen – abhängig vom beobachteten Verhalten und dem Kraftvermögen des Bewohners – ein Bettgitter die sinnvollere Option darstellen. Ergeben die Beobachtung sowie die gemeinsame Einschätzung aller Beteiligten, dass Kraft und Koordinationsvermögen nicht ausreichen, das Bettgitter zu übersteigen, dann wäre die Bettseitenteillösung sogar zu favorisieren.

Alternativen

Ein Niedrigflurbett sollte also durchaus bei Personen in den ersten drei Phasen nach Zegelin (Instabilität, Ereig-

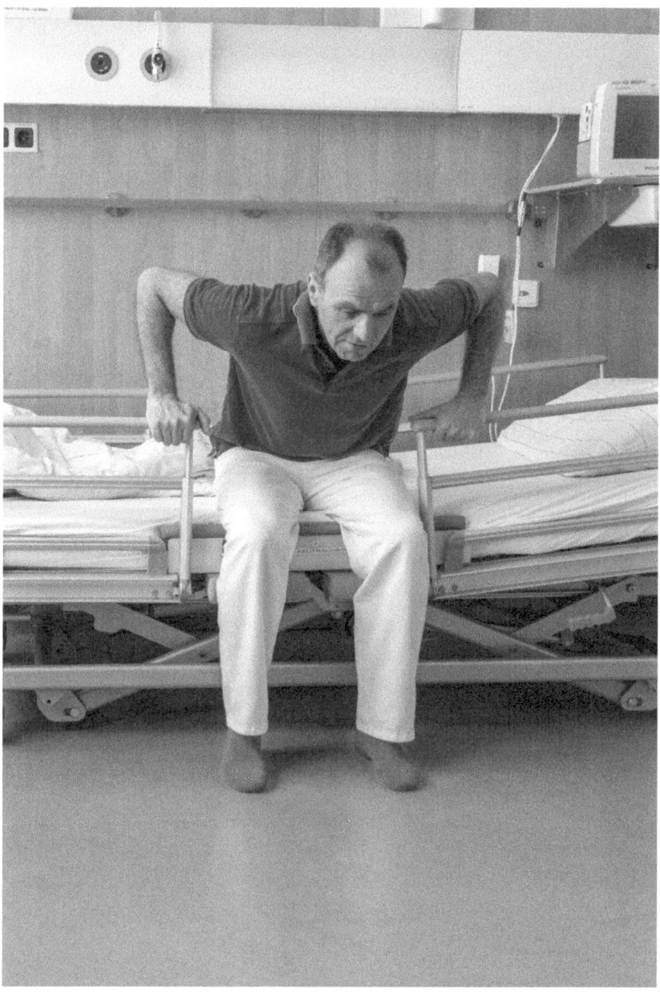

○ Abb. 4.11 Safe Bag. (Mit freundlicher Genehmigung der Firma MAGMA Heimtex, Friesenheim)

nisphase, Immobilität im Raum) und in Einzelfällen bei mittelschwerer oder schwerer Bettlägerigkeit, nicht aber immer bei ortsfixierten oder leicht bettlägerigen Personen angewendet werden. In jedem Fall sollte aber wegen der Folgeschäden immer auf eine Bauchgurtfixierung verzichtet werden. Solange Kraft und Koordinationsvermögen nicht ausreichen, um das Bettgitter zu übersteigen, und konkrete Abwehrreaktionen nicht beobachtet werden, ist das Bettgitter durchaus eine zielführende Maßnahme.

Problematisch wird es aber bei ortsfixierten Menschen, die in der Lage und willens sind, ein hochgezogenes

4

Bettseitenteil zu übersteigen oder Aufstehversuche zu unternehmen. In diesen Fällen sollte nach kreativen Lösungen in einer moderierten und strukturierten Fallbesprechung unter Einbeziehung aller Beteiligten gesucht werden.

Das vielfach favorisierte und von Verfahrenspflegern gern ins Gespräch gebrachte Niederflurbett ist leider viel seltener eine Option als gemeinhin gedacht. Es kann aber bei nicht ortsfixierten Bewohnern, die aufgrund ihrer geringen Körpergröße Schwierigkeiten beim Transfer zeigen, eingesetzt werden.

Eine weitere Option stellt das Niederflurbett bei Bewohnern dar, die einen Transfer nicht ohne Hilfe durchführen können, die sich aber nicht melden, um Hilfe zu erbitten; hier können ein Teilbettgitter sowie eine Kontaktmatte vor dem Bett gegebenenfalls ausreichen.

Fallbeispiele

Im Fall einer Bewohnerin war in Abwägung des Mobilitätsstatus und im Hinblick auf die diagnostizierte Sturzgefahr keinerlei freiheitseinschränkende Maßnahmen erforderlich, da mildere Mittel hinreichten, um diese Gefahr zu minimieren. Die Bewohnerin litt unter anderem an einer Depression, an den Folgen eines Schlaganfalls, an Inkontinenz und an einer fortgeschrittenen Demenz mit gelegentlichen Verwirrtheitsepisoden. Ein zielführendes Gespräch war mit ihr krankheitsbedingt (Aphasie) nicht mehr möglich. Sie konnte nicht mehr gehen und auch nicht mehr ohne Hilfe stehen. Der Transfer vom Bett in den Rollstuhl sowie auf den Toilettenstuhl wurde mithilfe eines Lifters oder einer elektrischen Stehhilfe vollzogen. Bei dem Versuch, alleine aufzustehen oder zu gehen, waren Stürze dokumentiert. Sie war kognitiv nicht in der Lage, sich durch Bedienen der Klingelanlage Hilfe zu erbitten. Tagsüber saß sie im Rollstuhl, aus dem sie nach Einschätzung des Pflegepersonals nicht mehr selbst aufstand. Eine Fixie-

Fallbeispiel 1

rung musste hier nicht erfolgen, da engmaschige Beobachtung durch das Pflegepersonal ausreichte.

Sie war darüber hinaus mit einem Niederflurbett versorgt, das eine Teilbettgittervorrichtung hatte. Aus diesem Bett konnte sie auch dann heraus, wenn das obere und ein unteres Teilgitter hochgezogen waren, da immer ein Bereich frei blieb, durch den sie hindurch konnte. Die Bettgitter an ihren Körperseiten fungierten zudem als Festhaltemöglichkeit und stabilisierten gewissermaßen einen möglichen Aufstehversuch. Somit lag keine freiheitseinschränkende Maßnahme vor. Da vor dem Bett eine Klingelmatte positioniert war, wurde jeder Aufstehversuch den Pflegekräften gemeldet, so dass sie hinzukommen und der Bewohnerin helfen konnten. Die Kontaktmatte kompensierte gewissermaßen die verloren gegangene kognitive Funktion, im konkreten Fall: Hilfe zu erbitten. Es blieb ein gewisses Restrisiko des Stürzens, das aber angesichts der gemachten Erfahrungen durchaus vertretbar war. Angesichts des Mobilitätsstatus der Bewohnerin waren die mobilitätsfördernden Maßnahmen der Pflegeeinrichtung zu begrüßen. Sie entsprachen durchweg den Empfehlungen des Expertenstandards Sturz und somit dem Stand pflegefachlichen Wissens.

Der Einsatz weitergehender, mobilitätseinschränkender Maßnahmen (Voll-Bettgitter, Bauchgurt) erschien hier kontraproduktiv und überprotektiv. Die Verwendung des Teilbettgitters stellte keine freiheitseinschränkende Maßnahme dar, sondern fungierte im Zusammenspiel mit der Kontaktmatte einzig und allein unter dem Aspekt der Sturzprävention. Eine richterliche Genehmigung für die beschriebenen Maßnahmen musste nicht erfolgen.

In einem weiteren Fall konnte ich dem Gericht mitteilen, dass die Maßnahme des Bettgitterhochziehens zum Zwecke der Sturzprävention nicht weiter fortgeführt werden musste, da es Alternativen gab, die Wahrscheinlichkeit und die Folgen eines möglichen Sturzes ohne freiheitseinschränkende Maßnahmen minimieren. Die Bewohnerin war infolge eines Infekts stationär ins Krankenhaus aufgenommen worden. Bis dahin war sie am Rollator relativ gangsicher mobil, wenngleich auch Stürze vorkamen, die allerdings ohne größere Verletzungsfolgen blieben. Nachdem sie aus dem Krankenhaus zurück in die Einrichtung kam, war die Mobilität allerdings nicht mehr gegeben und sie verbrachte seither die meiste Zeit im Rollstuhl.

Fallbeispiel 2

Die Transfers waren nur noch mit Hilfe von einer Pflegeperson möglich. Sie konnte kurz stehen und am Rollator mit viel Hilfe ein paar Schritte gehen, würde aber ohne Begleitung unweigerlich stürzen. Ein Ziel der Pflege neben der verbesserten Hilfsmittelausstattung war es, eine weitere Immobilisierung zu verhindern. Man versuchte die Transfers zu verbessern und sie zur eigenständigen Fortbewegung des Rollstuhls zu motivieren und kurze Strecken wieder in Begleitung zu gehen. Sie war kognitiv in der Lage, sich Hilfe einzufordern und auch die Klingelanlage zu bedienen, wovon sie speziell in den Abendstunden Gebrauch machte. Weitergehende Maßnahmen als das Hochziehen der Bettseitenteile waren nicht erforderlich.

Das zur Nacht hochgezogene Bettseitenteil schien sie zunächst zu tolerieren. Allerdings zeigte sie auch

Unruhezustände und würde ohne eine Schutzvorrichtung sehr wahrscheinlich aus dem Bett stürzen, falls sie allein aufzustehen versuchte. Auch signalisierte sie im Gespräch, dass die Maßnahme des Bettgitterhochziehens nicht ihrem Willen entspreche. Angesichts der weiter verbesserten Kräftigung und Mobilisierung bestand die Gefahr, dass sie es im ungünstigsten Fall auch schaffen könnte, über das Bettgitter zu steigen.

Alternativen zum Bettgitter wurden bis dahin nicht geprüft. Nach einer Fallbesprechung im Pflegeteam wurde die Bewohnerin mit einem Niederflurbett versorgt, an dessen Seiten sich zwar Bettseitenteile befanden, die aber nicht in der Gänze hochgezogen werden konnten, sondern einen Spalt frei ließen und sie also nicht in ihrem Freiheitsdrang behinderten. Allerdings war angesichts ihres sich verschlechternden kognitiven Status nicht auszuschließen, dass sie vergisst, Hilfe beim Aufstehen einzufordern und so in Verkennung ihrer Kräfte schwer stürzen würde. Hier konnte eine Sensortechnik, die beim Aufstehen aus dem Bett ein Signal auf die Rufanlage des Pflegepersonals übermittelte, die freiheitsentziehende Maßnahme mittels Bettgitter ersetzen. Die Anordnung für das Anbringen bzw. Hochziehen von ganzseitigen Bettseitenteilen aufgrund der geschilderten und nun erprobten Alternative wäre also nicht fachgerecht gewesen.

In einem anderen Fall konnte die praktizierte Bauchgurtfixierung im Bett aufgehoben werden, da in Kombination mit milderen Mitteln das hochgezogene Bettseitenteil sturzprophylaktisch sinnvoll eingesetzt wurde.

Fallbeispiel 3

Der Bewohner war stark sturzgefährdet und konnte nicht mehr gehen und je nach Tagesform nur noch mit Hilfe von ein bis zwei Personen stehen. Tagsüber wurde er in den Rollstuhl transferiert und es wurden regelmäßige Toilettengänge durchgeführt. Er versuchte aus dem Rollstuhl nicht aufzustehen. Er war leider kognitiv nicht mehr in der Lage, die in Reichweite befindlichen Klingelmöglichkeiten zu bedienen, um sich Hilfe einzufordern. Daher erfolgten insbesondere nachts regelmäßige Kontrollgänge.

Leider kam es immer wieder vor, dass er nachts – ohne zu klingeln – das Bett zu verlassen versuchte. Zunächst wurde ihm daher ein Niederflurbett gegeben und ein sogenannter Safe-Bag davor gelegt. Allerdings fand man ihn immer wieder darin vor. Angesichts seiner Körpergröße und seines Gewichts ein nicht unerheblicher Aufwand notwendig, um ihn ins Bett zurück zu transferieren. Zudem bestanden weitere Verletzungsrisiken beim Herausdrehen aus dem Safe-Bag (◘ Abb. 4.11) und dem „Robben" auf dem Fußboden bei gleichzeitiger Gefahr der Auskühlung. Daher wurde auf die Maßnahme eines Bauchgurts bei hochgezogenem Bettgitter zurückgegriffen. Der Bauchgurt erschien notwendig, da die Wahrscheinlichkeit bestand, dass er über das Bettgitter klettern und schwer stürzen könnte.

Nach Schilderung des kognitiven Zustands sowie dem Mobilitätsstatus und in Abwägung möglicher Alternativen kam ich mit dem Pflegepersonal überein, folgende Schritte zu erproben und auszuwerten:

1. Der Bauchgurt wird entfernt. Gleichzeitig wird vor dem Bett der Safe-Bag positioniert, um im Fall des Übersteigens über das Bettgitter Sturzfolgeschäden zu minimieren.
2. Ferner wird unter den Safe-Bag eine Kontaktmatte gelegt. Sobald der Bewohner darauf fällt, wird ein Klingelruf ausgelöst. (Die Wirksamkeit der Maßnahme überprüfte ich vor Ort im konkreten Test.)
3. Die nächsten Nächte erfolgen engmaschigere Kontrollgänge mit folgenden Beobachtungszielen: Wie häufig versucht Herr Fehrmann tatsächlich das Bettgitter zu übersteigen? Reichen Kraft und Koordinationsvermögen tatsächlich aus, um übers Bettgitter zu kommen?

Die Auswertung ergab: Scheinbar schaffte der Bewohner es nicht, über das Bettgitter zu steigen, so dass langfristig auf die Maßnahme der Bauchgurtfixierung verzichtet werden konnte. Noch unklar blieb, ob der Bewohner wieder genügend Kraft aufbringen und über das Bettgitter steigen würde. Daher wurde weiterhin das Bettseitenteil hochgezogen aber gleichzeitig der Safe-Bag mit Kontaktmatte vorgelegt. Insgesamt war diese Maßnahme also eine mildere Option im Vergleich zur Bauchgurtfixierung.

Bei einem Menschen, der zum Beispiel aufgrund einer Demenz gar nicht versteht, was mit ihm geschieht und warum mit ihm so verfahren wird, kann eine Fixierung großen Stress auslösen. Er wird dann natürlich noch größere Unruhe und möglicherweise Bewegungsdrang zeigen; man bewirkt also damit das genaue Gegenteil: Anstatt ihn „ruhig" zu stellen, wird er nun noch abwehrender.

Je nach Bewegungs- bzw. Mobilitätsstatus und Verhalten ist also sehr genau und individuell abzuwägen, welche Alternative am geeignetsten erscheint. So kann es beispielsweise ausreichen, bei einem „unruhigen" Bewohner in der Phase der Ortsfixierung ein breiteres Bett oder das Zusammenstellen zweier Betten anzubieten.

Alternativen erproben

4

Bei stark ortsfixierten und eher ruhigen Bewohnern können für die „Mobilisierungszeiten" (aus dem Bett und dem Zimmer heraus in öffentliche Gebäudeteile) alternative, nicht sturzgefährdende Aufenthalte (**Sitzsack, Siesta-Liege, Cosy-Chair,** ◘ Abb. 4.12) erprobt werden. Ein Sitzsack beispielsweise wäre aber nicht geeignet für Bewohner, die einen aktiven Bewegungsdrang haben und sich im Sitzsack oder auf der Matratze „gefangen" fühlen würden.

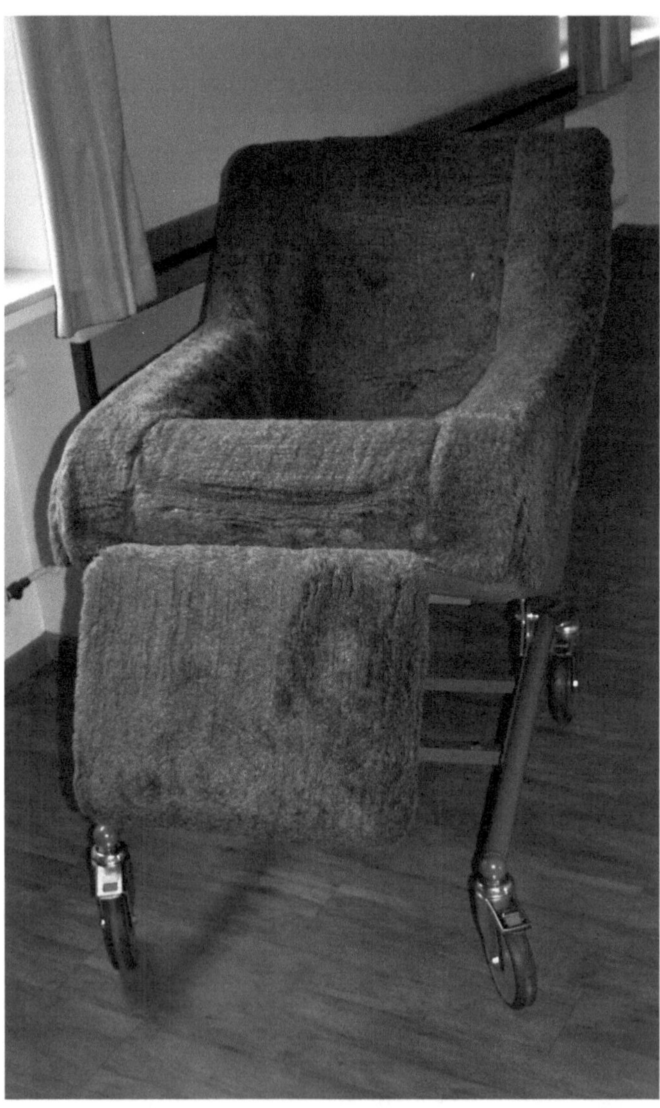

◘ **Abb. 4.12**   Cosy Chair. (Foto: Michael Thomsen mit freundlicher Unterstützung der Altenpflegeeinrichtung St. Marien, Belm)

Im Kontext der Fixierungsvermeidung sind neben rein technischen Überlegungen auch weitergehende Empfehlungen angebracht, die zum Beispiel Fragen nach der **Tagesstrukturierung, Milieugestaltung und einer demenzspezifischen Begegnungsgestaltung** beinhalten. Passgenaue und individuell stimmige Beschäftigungsangebote können gegebenenfalls von gefährlichen Aufstehversuchen bei massiver Sturzgefahr ablenken.

> **Das Niederflurbett ist keine Allzweckwaffe. Wichtiger ist es, stark gefahrengeneigte Aufstehversuche oder Koordinations- und Wahrnehmungsprobleme von Bewohnern genau zu analysieren, um passgenaue Lösungen zu finden.**

Tagesstrukturierung und Milieugestaltung

Merke

4.4.5 Gurtsysteme und Gehfrei/Walker

Bewohner, die immer wieder aus dem Rollstuhl stürzen, weil sie ohne die benötigte Hilfe aufstehen, werden sehr häufig mit einem Bauchgurt fixiert. Diese Maßnahme ist nicht nur stigmatisierend, sondern auch unsachgemäß und sollte grundsätzlich nicht mehr eingesetzt werden.

Fallbeispiel
Eine Bewohnerin wurde tagsüber mit Hilfe zweier Personen oder einer elektrischen Stehhilfe in den Rollstuhl transferiert, da sie kaum noch das Koordinationsvermögen und die Kraft hatte, zu gehen oder zu stehen. Erschwerend kam hinzu, dass sie aufgrund einer Oberschenkelhalsfraktur infolge eines Sturzes nur schmerzadaptiert das rechte Bein im Rollstuhl belastete und so weiter an Beinmuskulatur verlor. Ich regte an, die Bewohnerin häufiger aufzufordern, den Rollstuhl selbst zu bewegen um darüber sowohl Arm- wie Beinmuskulatur zu kräftigen.
Sie versuchte seit dem letzten Sturz nicht mehr, aus dem Rollstuhl aufzustehen. Wenn sie entsprechende Absichten zeigte, wurde dies vom Pflegepersonal wahrgenommen und es folgten zielführende kommunikative Interventionen. Allerdings wurde sie zur Sicherheit mittels Bauchgurt im Rollstuhl fixiert, um einen erneuten Sturz mit ähnlichen schweren Folgen zu vermeiden. Dabei rutschte sie aber immer mit dem Gesäß etwas nach vorne. In dieser ungünstigen und physiologisch nachteiligen Position fiel es ihr deutlich schwerer, den Rollstuhl selbst zu bewegen, da sie dann sehr weit nach hinten greifen musste. Außerdem bestanden die Gefahr einer

Fallbeispiel

Brustkorbkompression und eine gewisse Strangulationsgefahr. Ich regte an, dass sie mit einem Sitzgurtsystem versorgt wird, der dieses „Nach-vorne-Rutschen" verhindern würde. Die Therapieziele Sturzprävention und vorsichtige Mobilisierung waren so deutlich besser zu erreichen.

Sitzgurtsysteme (■ Abb. 4.13) haben gegenüber den klassischen Bauchgurten deutlich Vorteile. Vor allen Dingen sorgen sie für eine verbesserte Sitzphysiologie und in bestimmten Fällen können sie so eingerichtet werden, dass der Betroffene den Gurt selber lösen kann. Zur Verbesserung der Sitzphysiologie und um das Herunterrutschen zu vermeiden, können in vielen Fällen aber auch Antirutschmatten unterhalb der Sitzfläche ausreichend sein.

Sitzgurtsysteme

▪ Drei-Schritte-Programm

Bei sturzgefährdeten und gleichzeitig ortsfixierten Bewohnern besteht eine große Gefahr, dass ihre Immobilisierung weiter voranschreitet, wenn keine Mobilisierungsmaßnahmen erfolgen. In diesem Kontext sei auf das sogenannte **Drei-Schritte-Programm** nach Angelika Zegelin verwiesen. Diese Maßnahme wird bei Bewohnern, die sich in der Phase der leichten Ortsfixierung befinden und mit denen noch ein Transfer mit einer Hilfsperson möglich ist, angewendet. Der Bewohner wird, sobald er zum Stand gekommen ist, aufgefordert, die letzten drei Schritte vom

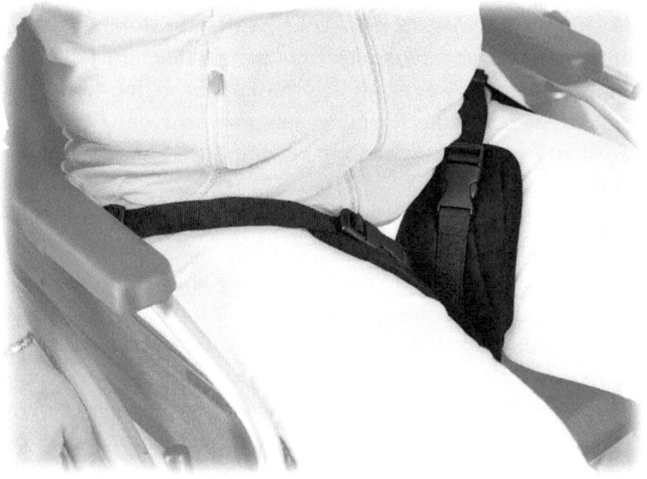

■ **Abb. 4.13** Sitzgurtsystem. (Foto: Mit freundlicher Genehmigung der Firma MPB Rollstuhlzubehör und mehr…, Bielefeld)

Rollstuhl zum Bett oder zur Toilette mit der leichten Unterstützung durch die Pflegekraft selbst zu tun. Bei geplanten Toilettengängen im Rahmen eines gezielten Toilettentrainings und bei den Transfers vom Bett und in den Rollstuhl kann dieses Programm integriert werden und stellt gewissermaßen eine relativ wenig zeitaufwendige Trainingsmaßnahme dar.

Im Übrigen ist bei den Menschen mit fortgeschrittener Demenz in der Regel von einer motorischen Dranginkontinenz auszugehen. Das bedeutet, dass sie bei einsetzendem Harndrang den Urin nicht mehr zurückhalten können, weil ihre Großhirnfunktion dafür nicht mehr ausreicht. Bei Betroffenen ist ein Toilettentraining angezeigt. Dazu muss für jeden betroffenen Bewohner ermittelt werden, ab welcher Füllmenge der Blase und zu welchen Zeiten sich ein solcher Drang gewöhnlich einstellt. Die Bewohner müssen daher also nach Möglichkeit zur Toilette begleitet oder gefahren werden, *bevor* der Harndrang einsetzt. Bei einer relativ normalen Blasenkapazität kann man von etwa 5–6 Miktionen am Tag ausgehen. Wenn also die Bewohner bei jedem Toilettengang je drei Schritte vor und nachher durchführen, dann ergibt sich eine Tagesstrecke (by the way) von ca. 36 Schritten. Das gleiche Procedere bei den Transfers Bett/Rollstuhl und vom Wechsel in einen Sessel oder Stuhl zum Beispiel bei den Mahlzeiten, und so kommen gerne etwa 100 Schritte zusammen, also ein integriertes Gehtraining, das Gleichgewicht, Koordination und Muskulatur *by the way* stärkt.

> **Gezieltes und konsequentes Toilettentraining kann in vielen Fällen der „Unruhe" des Bewohners vorbeugen und eine FEM erübrigen.**

■ **Der Walker**

In Einzelfällen kann bei Bewohnern, die in die Phase der Ortsfixierung abzurutschen drohen, ein sogenannter Gehfrei oder Walker hilfreich sein. Der Bewohner kann sich in diesem Geh-Wagen frei in alle Richtungen bewegen und wird in dem darin befestigten Gurt aufgefangen oder er kann sich darin auf eine eigens montierte Sitzfläche setzen, um Pausen zu machen (■ Abb. 4.14). Ungeeigneter sind die Gehfrei-Lösungen, bei denen der Betroffene auf einem Sattel positioniert wird, da die intendierte Wirkung des Muskelaufbaus und der Verbesserung des Gleichgewichtssinns verfehlt wird. Außerdem lehnen die älteren Patientinnen diesen sehr oft ab. Darüber hinaus ist er für längere Zeiträume ungeeignet.

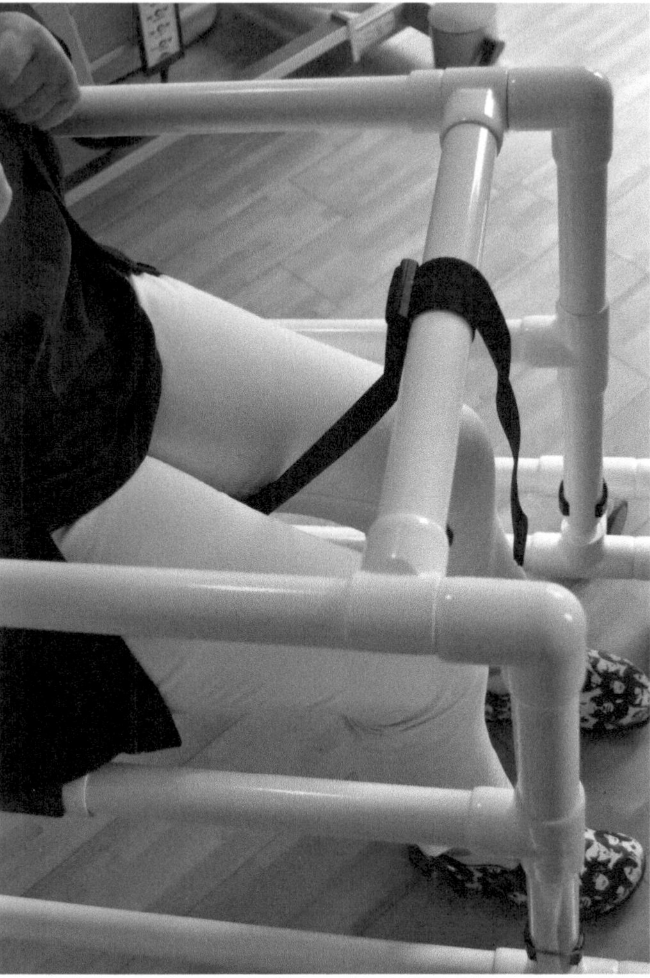

◨ Abb. 4.14   Walker. (Foto: Michael Thomsen mit freundlicher Unterstützung der Altenpflegeeinrichtung St. Marien, Belm)

Fallbeispiel
Der Bewohner saß bei meinem Besuch gemeinsam mit anderen Bewohnern am Tisch der Wohngruppe und stand immer wieder kurz auf. Nachdem ich mir sein Zimmer hatte zeigen lassen, begegnete ich ihm auf dem Flur des Wohnbereichs. Er schritt den gesamten Flur mit dem Rollator ab, drehte am Ende des Flurs um und kam dann wieder zurück. Ich begrüßte ihn, aber er wich einem Gespräch aus und setzte seinen Gang fort. Er war auf Hilfe bei der Orientierung und bei der grundpflegerischen Versorgung angewiesen. Außer einer fortgeschrittenen vaskulären Demenz fand ich keine weiteren Diagnosen.

Fallbeispiel

Die sprachliche Kommunikationsfähigkeit war stark limitiert, aber phasenweise adäquat. Außer einem Antidepressivum erhielt er keine Medikamente. Ein Neuroleptikum (Risperidon) war vorübergehend ohne Erfolg erprobt worden. Seit einem halben Jahr häuften sich beim Bewohner Sturzereignisse. (Hier gilt zu bedenken, dass Neuroleptika als Nebenwirkung die Beweglichkeit verschlechtern können.) Beim letzten Mal zog er sich schwere Platzwunden am Kopf zu, die mehrfach genäht werden mussten. Diese Ereignisse erfolgen immer dann, wenn er lange Wege auf den Fluren gegangen war und schließlich so erschöpft war, dass er stürzte. Die Appelle und Aufforderungen der Pflegekräfte, auch mal ein wenig zu ruhen, blieben dabei ohne Wirkung. Der Bewohner zeigte insbesondere tagsüber einen erheblichen Bewegungsdrang. Dabei vermochte er seine Kräfte nicht richtig einzuschätzen, so dass es irgendwann zwangsläufig in Folge der Erschöpfung zu Stürzen kam.

Zu seiner eigenen Sicherheit wurden bis vor einiger Zeit die Bettseitenteile beim Ruhen im Bett heraufgezogen. Allerdings drohte er darüber hinweg zu steigen. Entsprechend wurde ein Niederflurbett erwogen. Allerdings ist diese Option nicht die Lösung des Problems, denn der Bewohner drohte nicht einfach herauszufallen, sondern konnte noch sicher aus dem Bett aussteigen und gehen. Ein Niederflurbett würde die Gefahr eines Sturzes schon beim Aufstehen erhöhen.

Vielmehr erhöhte sich die Gefahr zu stürzen mit der Dauer seines Herumwanderns. Er war kognitiv nicht mehr in der Lage, sich Hilfe zum Beispiel über das Rufanlagensystem einzufordern. Daher waren regelmäßige Kontrollgänge unumgänglich. Ich regte an, dass durch den Einsatz einer Kontaktmatte, die einen Informationsruf an das Pflegepersonal auslösen würde, die Sicherheit für den Bewohner erhöhen könnte. Regelmäßiges Toilettentraining kann darüber hinaus Bewegungsunruhe minimieren.

Zwar konnte der Bewohner auch ohne Begleitung mit dem Rollators noch gut gehen, aber er musste gewissermaßen durch Bewegungseinschränkung zu regelmäßigen und ausreichenden Pausen sowie zur Nahrungs- und Flüssigkeitsaufnahme motiviert werden. Da hierfür nicht immer ausreichend Personal verfügbar war, wurde er phasenweise mittels eines Bauchgurtes am Stuhl fixiert. Solange eine direkte Betreuung durch Personal oder Angehörige gewährleistet werden konnte, wurde seinem Bewegungsdrang Rechnung getragen. In Absprache mit dem Pflegepersonal und der bevollmächtigten Tochter, regte ich an, einen sogenannten „Gehfrei" der

4

Firma RCN (eine Art Rundum-Rollator mit Sitzgelegenheit) zu erproben. Dieses Gerät erlaubt einen gewissen Bewegungsradius und könnte dem Bewegungsdrang des Bewohners entgegen kommen, ohne dass es zu schweren Stürzen kommen muss. Er kann seinen natürlichen Bewegungsdrang besser ausleben und sich bei Erschöpfung setzen, sich festhalten und wird bei einem Nachlassen der Kräfte, die zu einem Einsacken der Beine führt, durch einen Gurt aufgehalten werden.

Da der Bewohner kognitiv nicht mehr in der Lage war, den Bügel des Gehwagens selbstständig zu lösen, er zwar vorübergehend mobil ist und spontan Sitzpausen einlegen kann, aber er sich aus dem Gehwagen nicht ohne großen Aufwand (z. B. durch Herausklettern) selbst bzw. ohne die Hilfe einer Pflegeperson befreien könnte, musste für die Benutzung des Gehwagens ebenfalls eine Genehmigung des Amtsgericht erfolgen.

Aus pflegefachlicher Sicht erscheinen die nunmehr getroffenen Maßnahmen adäquat und sollten ausreichen, bei größtmöglicher Bewegungsfreiheit das hohe Gefährdungspotenzial zu minimieren.

Die Compliance hinsichtlich der Nutzung dieser Art „Rund-um-Rollator" ist erfahrungsgemäß und insbesondere bei fortgeschrittener Demenz nicht sehr hoch. Gleichwohl hat diese Maßnahme den Betroffenen in vielen Fällen ein hohes Maß an Sicherheit und Mobilität, also Lebensqualität, zurückgegeben. Auch für dieses Gerät gilt, dass man eine Erprobung wagen sollte. Immerhin wäre es am Ende das mildere Mittel gegenüber Bauchgurten oder Sitzgurtsystemen, die sich durch den Bewohner nicht selbst lösen lassen.

Merke

> **Ein Gehfrei oder Walker sollte in jeder Einrichtung zum Ausprobieren vorhanden sein, um Gehübungen sicher durchführen zu können. Im Einzelfall kann er eine komplementäre Einzellösung darstellen und die Kostenübernahme durch die Krankenkasse angezeigt sein.**

4.4.6 Weitere Alternativen oder Lösungen

Weitere Alternativen zu bewegungseinschränkenden oder fixierenden Maßnahmen gibt es sicher unzählige. Entscheidend ist der der Weg, auf den sich Pflegeteams machen, um nach individuellen, passgenauen Lösungen zu suchen. Eine

Übersicht mit Vor- und Nachteilen einzelner Alternativen bietet auch der Werdenfelser-Weg-Wiki.

Fallbeispiel
In einem Fall stürzte eine Bewohnerin immer wieder kopfüber aus dem Rollstuhl. Es stellte sich bei der Fallbesprechung heraus, dass sie ein sehr hausfraulicher Typ war, der stets darauf achtete, dass Sauberkeit und Ordnung herrschte. Und so neigte sie, wenn sie etwas auf dem Boden liegen sah, dazu, sich nach vorne zu beugen und es aufzuheben, wobei sie gelegentlich stürzte. Man bot ihr eine Greifzange an und sie kam damit gut zurecht.

Im normalen Altenheimbetrieb sollten ausreichend technische Alternativen oder mildere Mittel zur Verfügung stehen, um eine Bauchgurtfixierung revidieren oder hinfällig machen zu können. So sollten beispielweise Anti-Rutsch-Folien, Stoppersocken sowie Trochanterschutzhosen in verschiedenen Größen, Safe-Bags, Kontaktmatten, Lichtschaltuhren, Bewegungsmelder, Baby-Phones, Handglöckchen (◖ Abb. 4.15), Lederhelme, Funkfinger, ein „Walker", Lagerungsschlangen, diverse Sitzgurtsysteme etc. zu einer fachgerechten und guten Ausstattung gehören, um im Bedarfsfall rasch eingesetzt bzw. erprobt zu werden.

Ich vergleiche dies gern mit einem Handwerker, der natürlich in seinem Koffer viele Werkzeuge bereithalten, aber nicht bei jedem Kundenbesuch alle einsetzen muss. Hat er aber nicht die bedarfsgerechte und für den Einzelfall passende Werkzeuglösung, dann zeugt das eben nicht von Professionalität.

Fallbeispiel
Im Fall einer adipösen, unruhig schlafenden Bewohnerin hatte das Pflegeteam einfach ein zweites Pflegebett an die offene (nicht an der Wand gelegene Seite) des Betts gestellt. Dies führte dazu, dass man ein Ehebett mit einer einteiligen Matratze ins Zimmer stellte und zudem die Bettpfosten nach unten verlängerte, so dass das Bett in eine für die Pflegemitarbeiter schonendere Höhe verbracht wurde. (Die Bewohnerin musste angesichts der ansonsten fast völligen Immobilität dann eh mit einem Lifter in einen Cosy-Chair verbracht werden.)

Anstelle des stigmatisierenden Segufixgurts im Rollstuhl, der sehr oft verwendet wird, um das Herunter- oder Herausrutschen des Bewohners aus dem Rollstuhl zu

4

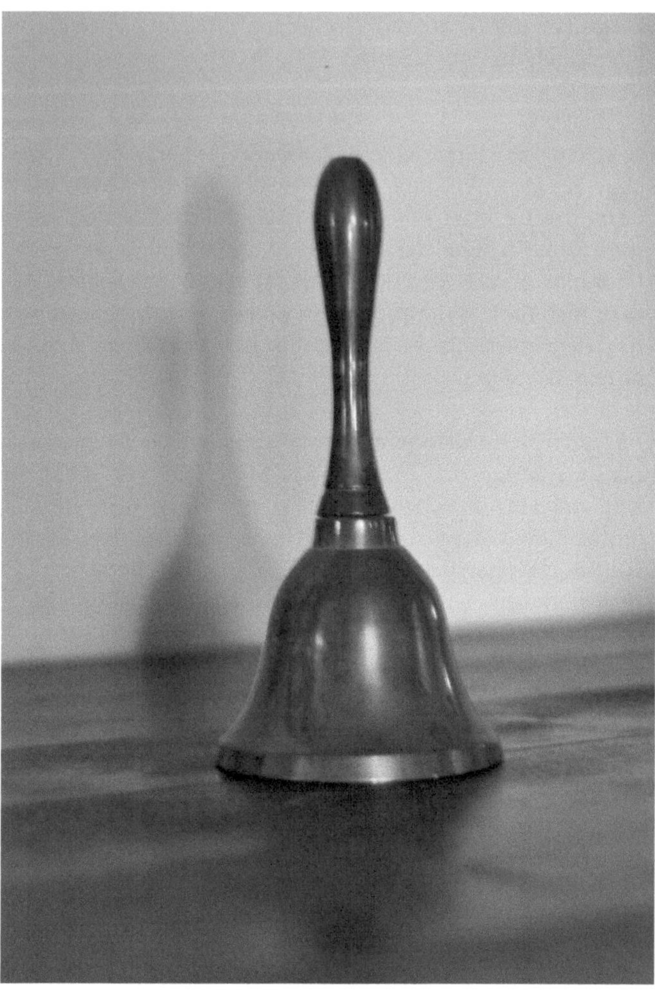

◨ **Abb. 4.15**   Handglöckchen. (Foto: Michael Thomsen)

Bauchgurt mit Klett-
oder Klickverschluss

verhindern, sollte zunächst ein die Sitzphysiologie verbessernder und nach Möglichkeit **vom Bewohner selbst** zu öffnender Bauchgurt mit Klett- oder Klickverschluss rezeptiert werden. Idealerweise hat die Einrichtung ein oder zwei verschiedene Systeme zur Erprobung parat oder lässt sich eingehend von einem Medizinprodukte-Experten eines Sanitätshauses beraten.

Sofern der Klett- oder Klickverschluss vom Bewohner selbst geöffnet werden kann, stellt dies keine FEM dar. Er kommt also zur Mobilitätsförderung im Rollstuhl und nicht etwa deshalb zur Anwendung, um ein Aufstehen zu verhindern.

Fallbeispiel

In einem Fall hatte eine Amtsrichterin das Anbringen eines Sitzgurtsystems bei einer demenzerkrankten Frau für nicht richterlich genehmigungspflichtig befunden. Die Bewohnerin des Altenpflegeheims litt unter anderem an einer Osteoporose, an den Folgen einer Oberschenkelhalsfraktur und mehrfacher Handgelenksbrüche. Sie zeigte im Tagesverlauf Phasen von gesteigerter Bewegungsunruhe.

Zwar konnte sie in Begleitung und am Rollator ein paar Schritte gehen, stürzte aber unweigerlich ohne Begleitung oder nach ein paar Schritten und hatte sich wegen ihrer Osteoporose immer wieder Knochenbrüche zugezogen.

Sie war kognitiv nicht mehr in der Lage, eine in Reichweite befindliche Klingel adäquat zu benutzen. Es erfolgen regelmäßige Kontrollgänge des Nachtdienstes. Darüber hinaus zeigt eine Kontaktmatte vor ihrem Bett jeden Aufstehversuch an, so dass eine Hilfe oder Begleitung (zur Toilette) erfolgen konnte. Hier wurde also auf das Hochziehen von Bettseitenteilen verzichtet.

Sie war allerdings noch gut in der Lage, durch Tippeln mit den Füßen und teilweise unter Zuhilfenahme der Arme den Rollstuhl im Wohnbereich zu nutzen, was sie tagsüber auch ausgiebig tat. Dadurch erhielt sie einen größeren Bewegungsradius und konnte so sicher überall hinkommen.

Allerdings vergaß sie manchmal, dass sie sich damit ja ausreichend fortbewegen konnte und unternahm Aufstehversuche mit dem bekannten Gefahrenpotenzial. Daher wurde ihr ein Sitzgurtsystem angelegt, das sie prinzipiell selbst lösen konnte. Dazu war sie aber kognitiv nicht immer in der Lage, aber es wurde beobachtet, dass sie dies bewerkstelligte. Bei Unruheanzeichen wurde ihr beim Lösen des Gurtes geholfen, falls sie das Handling überforderte. Gegen das Anlegen bzw. Schließen des Sitzgurtes zeigte sie im Übrigen weder Protest noch Abwehrverhalten. Es sollte sie daran erinnern, dass sie für Gehabsichten oder Toilettengänge die Begleitung und Hilfe von Pflegekräften benötigte. Darüber hinaus verbesserte es ihre – auch zum Fortbewegen des Rollstuhls notwendige – Sitzphysiologie und verhinderte ein Herunterrutschen. Die Maßnahme verbesserte insgesamt Mobilität, Bewegungsradius und Lebensqualität der Bewohnerin. Die Nutzung des Sitzgurtsystems war aus meiner Sicht nicht genehmigungspflichtig, weil sie ihn selbst lösen oder durch ihr Verhalten deutlich machen konnte, wenn sie beim Lösen des Gurtes Hilfe benötigte und weil der Gurt ihre Beweglichkeit im Rahmen ihrer Ressourcen verbessert hatte.

Fallbeispiel

Unter Würdigung der individuellen Umstände sowie des tatsächlichen Verhaltens war also die Nutzung des Sitzgurtsystems im Rollstuhl eine zielführende und die (Bewegungs-)**Freiheit gar verbessernde Maßnahme,** die vermutlich auch die Zustimmung der Bewohnerin selbst (im Falle der Einwilligungsfähigkeit) gefunden haben dürfte. In jedem Fall genügte der entsprechende Negativbescheid („Nicht richterlich genehmigungspflichtig") den Prüfinstanzen der Einrichtung, um sich ob dieser Maßnahme rechtfertigen zu können.

> **Im Handwerkskoffer des „fixierungsfreien Heims" befinden sich auch Dinge, die möglicherweise nicht fortlaufend im Gebrauch, aber gegebenenfalls fachlich erforderlich sind oder die im Bedarfsfall sinnvoll erprobt werden können.**

Merke

4.5 Die Sorge der Angehörigen

Für manche Angehörigen ist der Gedanke, dass eine nahestehende Person in ihrer Bewegungsfreiheit begrenzt wird, schwer zu ertragen, während andere zustimmen, da sie hierdurch ihre Angehörigen sicher vor sturzbedingten Verletzungen bewahrt sehen. Konfliktgeneigter erscheinen in der Regel solche Fälle, bei denen die Angehörigen auf eine bewegungs- oder freiheitseinschränkende Maßnahme geradezu bestehen, aus Sicht der Pflegenden aber durchaus Spielräume gegeben sind.

Vielfach haben es die Pflegekräfte und in deren Folge in der Regel auch die Verfahrenspfleger nicht leicht, besonders fürsorgliche oder fürsorglich erscheinende Angehörige davon zu überzeugen, auf freiheitseinschränkende Maßnahmen, insbesondere bei Sturzgefahr, zu verzichten. Die Gründe dafür können in einer starken Beziehungsdisposition oder einem hohem Verantwortungsbewusstsein, aber auch in einem schlechten Gewissen gegenüber dem pflegebedürftigen Angehörigen liegen. Wenn sie selbst nicht mehr die Regie und die Kontrolle über ihre Angehörigen haben, wie im häuslichen Umfeld, stellen sich häufig Misstrauen und Kontrollverhalten oder Überfürsorglichkeit ein.

Besorgnis, aber auch Misstrauen

In manchen Fällen bringen Angehörige wenig Einsicht in die Maßnahme auf. So wird der Lösungsvorschlag eines sogenannten Pflegenests, also Lager aus Betten oder mit Matratze, die auf dem Boden liegen, so dass der Bewohner nicht aus dem Bett stürzen kann, von manchen Angehörigen mit den Worten abgelehnt: *„Jetzt muss meine Mutter auch noch auf dem Boden schlafen!"*

Hier ist es wichtig, Vertrauen aufzubauen. Pflegekräfte und Verfahrenspfleger sind dann in ihren Kommunikationskünsten sehr gefordert. Allerdings muss klar sein, wer den Hut auf hat. Denn: Besteht bei dem Angehörigen keine Vorsorgevollmacht oder Betreuung, setzt man sich besser vorrangig mit denjenigen auseinander, die die entsprechenden Entscheidungsbefugnisse besitzen.

Wenig erfolgversprechend ist es, rein sachliche Argumente vorzubringen oder Appelle abzufeuern. Hingegen ist es ratsam, den Mitbetroffenen und Entscheidungsbefugten dort abzuholen, wo er gerade steht, nämlich bei seinen Ängsten und Gefühlen. Das heißt, dass man Verständnis für dessen Sorgen und Ängste signalisiert und gegebenenfalls auch zu Kompromissen bereit ist, um nachhaltigen und langfristigen Erfolg zu haben. Die „übertriebene Sorge" ist zwar tatsächlich in den seltensten Fällen berechtigt, aber hier ist nicht das bessere Argument, sondern zuvörderst die Wertschätzung der Sorge gefragt.

Ein engmaschiger **Austausch über Verfahrensschritte** sollte selbstverständlich sein. Besonders ratsam erscheint es, die aktive Einbeziehung und Beteiligung des Angehörigen im Falle einer Verfahrenspflegschaft oder im Zuge des Pflegeprozesses zu betreiben. Dabei muss es nicht bei Gesprächen bleiben; Angehörige können (vorübergehende) Kontrollaufgaben übertragen bekommen oder zu „Versuchen" hinzugezogen werden. Die aktive Einbeziehung gibt dem Angehörigen das Gefühl der Selbstwirksamkeit und er wird auf dieser Grundlage eher bereit sein, sich auf andere Sichtweisen einzulassen.

Entscheidend ist, dass am Ende eine von allen Beteiligten gemeinsam getragenen Entscheidung steht. Darauf muss gemeinsam hingearbeitet werden. Die dann vom Amtsgericht genehmigte Entscheidung wird schließlich im Schadensfall zumindest die Pflegekräfte entlasten.

Tritt der *Worst Case* ein, zum Beispiel, dass sich ein Bewohner während einer Erprobungsphase oder nach einer erfolgten Absprache bei einem Sturz verletzt, ist möglicherweise eine heftige (emotionale) Reaktion des Angehörigen zu erwarten. Für das Pflegeteam gilt auch hier: Eine entsprechende Reaktion von Seiten des Angehörigen ist durchaus nachvollziehbar (und berechtigt). Erst wenn diese Haltung gilt, hat ein Aufarbeitungsgespräch Chancen auf Erfolg. Die Validationsmethode kann auch die Beziehung zu den Angehörigen wieder stabilisieren.

Merke

> **Sorgen von Angehörigen und Bewohnern haben Vorrang vor reinen Sachargumenten. Man kann Gefühle wie Angst und Empörung nicht ausreden.**

Literatur

Gust J (2010) Phänomen Hinlauftendenz. BOD, Norderstedt

Weiterführende Literatur

Kirsch S (2017) Bettgitter vor Gericht. Altenpflege 4:20–24
▶ http://werdenfelser-weg.wikia.com/wiki/Alternativenliste.   Zugegriffen: 4. März 2018

Unumgängliche Fixierungsmaßnahmen

Merke

> ❯ **Grundsätzlich sollte in der professionellen Pflege gelten: Fixierung wird als** Ultima Ratio **erst dann eingesetzt, wenn andere Maßnahmen nicht zum Erfolg führen; sie ist** im Zweifelsfall zu unterlassen.

Das positive Ergebnis einer Risikoeinschätzung allein (z. B. Sturzgefahr) im Rahmen des pflegerischen Assessments rechtfertigt keine FEM. Im normalen Alltag einer Pflegeeinrichtung sollten Fixierungsmaßnahmen zur absoluten Ausnahme gehören.

Bei offenkundiger und eindeutiger Selbst- oder Fremdgefährdung jedoch sind (vorübergehende) freiheits- und/oder bewegungseinschränkende Maßnahmen nicht nur unumgänglich, sondern gar geboten. Tritt solch ein seltener Fall ein, hat das Pflegepersonal eindeutige Sorgfaltspflichten.

Sorgfaltspflichten

Folgendes gilt es zu beachten:

- Die Maßnahme ist vor dem Hintergrund der akuten Gefahr alternativlos.
- Sie ist fachlich (medizinisch, pflegefachlich) geboten.
- Die Empfehlungen der BfArM (s. o.) werden berücksichtigt (Schrittsicherung, Seitensicherung).
- Die Mitarbeiter wenden die Maßnahme sachgerecht an und überzeugen sich vom ordnungsgemäßen Zustand der Fixierungsutensilien.
- Sie informieren umgehend ihre Vorgesetzten.
- Bei fehlender Einwilligung oder Einwilligungsfähigkeit des Betroffenen ist der Betreuer oder der Vorsorgebevollmächtigte unverzüglich zu informieren.
- Nur bei Zustimmung des Vorsorgebevollmächtigten oder des Betreuers darf die Maßnahme durchgeführt werden.
- Wenn es keinen Betreuer gibt oder eine Vorsorgevollmacht fehlt, wird das Amtsgericht direkt in Kenntnis gesetzt.
- Der Betreuer oder der Vorsorgebevollmächtigte wird darauf hingewiesen, dass eine richterliche Genehmigung bis um 24:00 Uhr des Folgetages eingeholt werden muss, falls eine regelmäßige oder länger andauernde Fixierung absehbar sein sollte.
- Das ärztliche Attest wird umgehend eingeholt oder geht im Idealfall der Maßnahme voraus.
- Die Maßnahme wird korrekt und umfassend dokumentiert.
- Eine engmaschige Beobachtung des betroffenen Bewohners wird sichergestellt.
- Es erfolgen Versuche, die Bewegungseinschränkung aufzuheben.

- Der Betreuer oder Vorsorgebevollmächtigte wird von jeder Veränderung des betroffenen Bewohners bzw. der Fixierung in Kenntnis gesetzt.

Pflegekräfte sind also **nur** bei akuter Gefahr (Notstand, Notwehr) berechtigt, Bewohner oder Patienten **vorläufig** zu fixieren. Der Betreuer und der Arzt, die in Absprache mit dem Pflegepersonal über die weiteren Maßnahmen entscheiden, sind unverzüglich zu benachrichtigen.

Die Aufgaben des Pflegepersonals und die Abläufe im Rahmen notwendiger Fixierungen können von Seiten des Arbeitgebers in Form von Verfahrens- oder Dienstanweisungen festgehalten werden. Auch die Bereitstellung angemessener Dokumentationsunterlagen (Protokolle, Bedienungsanleitungen, …) sollte durch den Arbeitgeber erfolgen.

Jede Pflegeeinrichtung sollte darüber hinaus über einen reich gefüllten Handwerkskoffer mit Utensilien, die der Erprobung alternativer Mittel zur Abwehr von Gefahrensituationen (Stürzen, Weglaufen, Schlagen etc.) dienen können, verfügen. So sollte jede Einrichtung neben Kontaktmatten, Babyphonen, Bewegungsmeldern, Safe-Bags, Sitzsäcken, Gegenständen zum Snoezelen, Aroma-Ölen, Niederflurbetten, Betten mit teilbaren Bettseitenteilen, Trochanterschutzhosen, Anti-Rutsch-Matten, Stoppersocken, Lederhelmen, Entspannungsmusik, Ortungssystemen, Funkfingern und Gehwagen (Walker) die stete Bereitschaft besitzen, mit solchen Utensilien zu experimentieren, um die bestmögliche Problemlösung finden zu können.

Aufgaben und Abläufe festlegen

Fixierungen zur Vermeidung des Ziehens von Zugängen/Ausgängen/Trachealkanülen

Solche Maßnahmen stellen in der Regel nur im Krankenhaus eine Option dar. Im Pflegeheim wird dies nur äußert selten in Erwägung gezogen werden müssen, z. B. bei Subkutaninfusionen.

Hier kann das Anlegen von „**Fäustlingen**" (Handschuhe, die das gezielte Ziehen von Schläuchen verhindern) eine Lösung darstellen. Eine Fixierung ist nicht erforderlich. Die Hände können weiterhin frei geführt werden, es wird lediglich das Greifen von Schläuchen verhindert. Solche Fäustlinge sollten ebenfalls in den Handwerkskoffer der Pflege gehören. Sofern diese nicht vorrätig sind, lässt sich aus einem Handtuch oder Waschlappen, welche an den Handgelenken

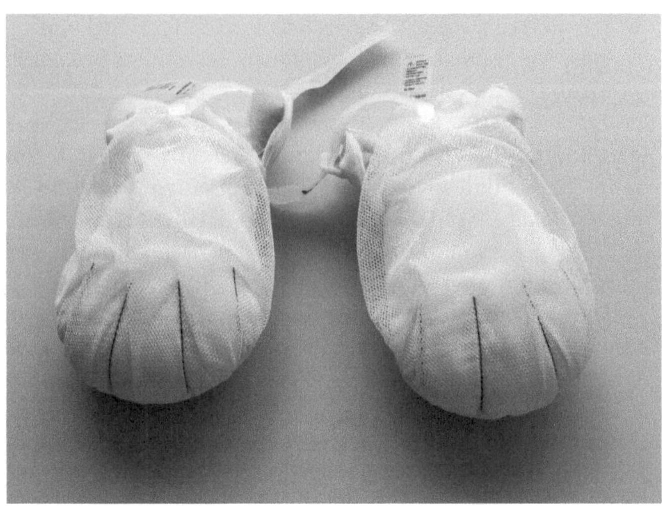

⬥ Abb. 5.1   Fäustlinge. (Mit freundlicher Genehmigung von Michael Janousek)

Fäustlinge

mit Fixierpflaster umwickelt werden, eine Alternative improvisieren (⬥ Abb. 5.1).

Auch sogenannte Pflegebodys können verwendet werden. Dabei handelt es sich um dünne Ganzkörperunterwäsche, mit der Zugänge bedeckt werden können und bei denen mittels eingenähter Reißverschlüsse die Pflege und Inkontinenzversorgung möglich bleibt.

Merke

> **Die Fixierungsmaßnahme ist immer die letztmögliche und möglichst befristete Lösung bei akuter Selbst- oder Fremdgefährdung.**

5.1 Rolle des Betreuers oder Bevollmächtigten

Falls ein Patient oder Bewohner sich fremd- oder selbstgefährdend verhält und eine freiheitsberaubende Maßnahme zu seinem oder dem Schutz anderer notwendig ist, stellt sich die Frage, wie diese Maßnahme durchgeführt werden kann, ohne den Bewohner in seiner Würde zu verletzen und gegen gesetzliche Bestimmungen zu verstoßen. In jedem Fall müssen die Pflegekräfte den Betreuer oder Vorsorgebevollmächtigten unverzüglich informieren. Die Einrichtung kann zwar im Einzelfall die Genehmigung einer FEM beim

Amtsgericht beantragen, sollte dies aber immer erst oder gleichzeitig dem Betreuer oder Vorsorgebevollmächtigten nahe legen. Dieser muss dazu also sein Einverständnis erklären und es obliegt ihm, eine richterliche Genehmigung bis zum Ende des Folgetags zu erwirken.

Gegenüber der **Heimaufsicht** reicht formal aus, dass der Betreuer die Maßnahme schriftlich angeordnet hat. Liegt eine richterliche Genehmigung nicht vor oder wurde sie noch nicht vom Betreuer erwirkt, liegt der Schwarze Peter beim Betreuer, nicht beim Heim. Manche Einrichtungen stellen die entsprechenden Kontaktdaten des Amtsgerichts bereit und verfügen über entsprechende Formulare, die vom Betreuer unterschrieben dem Amtsgericht zugefaxt werden können. Juristisch entscheidend ist die schriftliche Anordnung der FEM durch den Betreuer oder den Vorsorgebevollmächtigten, der mit dem entsprechenden Aufgabenbereich explizit betraut ist.

Betreuer oder Bevollmächtigter muss handeln

Vorsorgebevollmächtigte Angehörige sind mit den Formalitäten und Rechtsvorschriften gegebenenfalls etwas überfordert und müssen daher vom Pflegepersonal – in der Regel der Pflegedienstleitung – darüber eigens aufgeklärt werden. In diesem Zusammenhang sind viele Betreuer oder vorsorgebevollmächtigte Angehörige dankbar, wenn ihnen entsprechende Vordrucke zur Verfügung gestellt werden (s. o.), um beispielsweise eine Genehmigung an das Amtsgericht zu leiten.

Vorsorgebevollmächtigte Angehörige

Zwar muss das Pflegepersonal den Betreuer (und den Arzt!) über deutliche Änderungen im Verhalten oder hinsichtlich der Fixierungspraxis informieren, allerdings entbindet dies den Betreuer nicht von der Verpflichtung, sich von dem Zustand des Betreuten regelmäßig ein Bild zu machen und sich von der Notwendigkeit einer geltenden FEM selbst zu überzeugen. Gegebenenfalls kann zum Beispiel eine Lockerung der Fixierungsmaßnahme angeregt werden, damit sich keine unreflektierte, am Ende nicht mehr begründbare Routine hinsichtlich der richterlich genehmigten Fixierungsmaßnahme einschleicht.

Pflicht des Betreuers

> **Ist eine Fixierungsmaßnahme absehbar und dauerhaft unumgänglich, muss der Betreuer oder Vorsorgebevollmächtigte in Deutschland bis 24 Uhr des Folgetages das Amtsgericht darüber informieren!**

Merke

5.2 Das ärztliche Attest

Die Fixierung ist eine Behandlungsmaßnahme **im weiteren Sinne,** sie bedarf sowohl im Krankenhaus als auch im stationären Altenpflegebereich einer ärztlichen Anordnung in schriftlicher Form, möglicherweise als Attest. Diese Anordnung sollte in der Regel vor Beginn der Maßnahme, auf jeden Fall aber schriftlich und in Anwesenheit des Patienten erfolgen, und sie sollte idealerweise vorliegen, bevor das Gericht informiert wird.

Anordnung, Anordnungsgrund, Dauer der Anordnung, Art der Fixierung, Ausschluss milderer Mittel, anordnender Arzt und Unterschrift werden im Visitenblatt (Krankenhaus) oder durch ärztliches Attest dokumentiert. Der Betreuer reicht nach Möglichkeit auch dem Amtsgericht eine Originalkopie des entsprechenden Attests ein. Die Benachrichtigung des Amtsgerichts kann auch durch Anruf oder Fax des ärztlichen Attests durch die Einrichtung erfolgen, wenn kein Betreuer bestellt ist.

Musterentwurf für ein Attest

Leider genügen die meisten ärztlichen Atteste nicht den Anforderungen, die das Amtsgericht gemeinhin daran stellt. Im Folgenden findet sich ein Musterentwurf (◘ Abb. 5.2) für ein ärztliches Attest, das dem Arzt gegebenenfalls als Vorlage überlassen oder vorgeschlagen werden könnte. Manche Hausärzte verlangen dafür eine Gebühr.

Merke

> **Ein ärztliches Attest ist bei einer freiheitsentziehenden Maßnahme immer erforderlich und unverzüglich einzuholen!**

5.3 Die fachgerechte Dokumentation

Im Kontext einer fachgerechten und nachvollziehbaren Dokumentation kommt den Qualitätsmanagement-Instrumenten eine richtungsweisende, strukturgebende Bedeutung zu. So können Dienstanweisungen, Verfahrensanweisungen, Checklisten und Protokoll-Vordrucke die Arbeit der Pflegekräfte deutlich erleichtern und darüber hinaus helfen, der „Philosophie" einer Einrichtung Ausdruck zu verleihen.

Darüber hinaus kann die Dokumentation der Anzahl von sowohl genehmigten wie nicht genehmigungspflichtigen Fixierungsmaßnahmen durch die Leitungsmitarbeiter als Kennzahl abgebildet werden und zusätzliche Transparenz schaffen. Anhand solch einer Kennzahl können sich Heime auch untereinander im Sinne eines Benchmarkings miteinander

Ärztliches Attest (Muster):

Zeitpunkt der Untersuchung / Befragung: Datum:

Die beabsichtigte freiheitsentziehende Maßnahme ist zum Wohl des Betroffenen erforderlich!

Herr / Frau ....

ist nicht in der Lage, in die erforderliche Maßnahmen einzuwilligen, da

....

....

Herr / Frau ....

leidet an

Diagnosen: ....

....

Aufgrund der Erkrankung besteht eine konkrete und gegenwärtige Gefahr der erheblichen Selbstgefährdung: ....
Diese Gefahr ist mit Hilfe folgender Maßnahmen zu minimieren:

- Hochziehen von Bettseitenteilen beim Ruhen im Bett

- Bauchgurt

- Fußfesseln / Handfesseln

- Stecktisch

    Psychopharmaka: ....

- Sitzhose / Sitzgurtsystem

    Sonstiges: ....

Dauer / Zeitraum: ....

Gefährdungen, die mit der Verwendung der freiheitsentziehenden Maßnahme verbunden sind, wurden bei der Entscheidung für eine freiheitsentziehende Maßnahme abgewogen. Nach Prüfung der besonderen Umstände in der üblichen Umgebung des/der Betroffenen stehen mildere Mittel nicht zur Verfügung oder sind vorerst nicht einsetzbar!

Ort/Datum:
Stempel und Unterschrift:

◖ Abb. 5.2   Musterentwurf für ein Attest

vergleichen, da sie als Qualitätsmerkmal durchaus Aussagekraft besitzt.   Benchmarking

Eine Dienstanweisung kann als einheitliche Regelung, die für alle beteiligten Mitarbeiter gültig ist und den gesetzlichen Bestimmungen entspricht, die Rechtssicherheit erhöhen und dazu beitragen, dass die Würde der Bewohner gewahrt wird. Ein bewussterer Umgang mit der Problematik freiheitsberaubender Maßnahmen durch Pflegende und andere Berufsgruppen der Einrichtung kann angeregt werden. Darüber hinaus können **Standards oder Verfahrensanweisungen** den Mitarbeitern einen strukturgebenden Qualitätsrahmen an die Hand geben, um den bewussten Umgang mit freiheitsentziehenden Maßnahmen nach ethischen und rechtlichen Grundlagen zu gewährleisten.

Aus der Dokumentation sollte erkennbar sein, dass alle freiheitsentziehenden Maßnahmen auf Basis der gültigen Gesetze erfolgen. Ferner muss für alle beteiligten Mitarbeiter die individuelle Gefährdungslage des einzelnen Patienten oder Bewohners sowie notwendige bzw. angeordnete Maßnahmen erkennbar sein.

Bei absehbar länger andauernder Fixierungsnotwendigkeit oder bei immer wieder anlassbezogenen Fixierungen kann es dokumentationserleichternd sein, wenn ein sogenanntes **Fixierungsprotoll** (evtl. in Kombination mit dem Sturzprotokoll) geführt wird.

Nach Durchführung einer freiheitsentziehenden Maßnahme, die einer richterlichen Genehmigung bedarf, sollten regelmäßig moderierte und dokumentierte **Auswertungs- und Reflexionsgespräche** (Evaluations- und Fallbesprechungen) erfolgen. Inhalte der Gespräche, bei denen möglichst viele der Beteiligten teilnehmen sollten, können unter anderem sein, wie vergleichbare Situationen künftig vermieden werden können oder ob mildere Mittel oder Alternativen möglich und/oder erprobenswert sind.

In die hausinternen Standards sollten neben juristischen Gesichtspunkten vor allem entsprechende **Expertenstandards** deutlich erkennbar einfließen.

> **Bei freiheitsentziehenden Maßnahmen besteht eine besondere Sorgfalts-, Beobachtungs- und Dokumentationspflicht. Es sollten regelmäßige Absetzversuche erprobt, dokumentiert und dem Betreuer oder Vorsorgebevollmächtigten rückgemeldet werden.**

5.4 Die fachgerechte Fixierungsmaßnahme – Vorgehen im Akutfall

Merke

Ist eine fixierende Maßnahme unumgänglich, müssen Mindeststandards eingehalten werden. Freiheitsentziehende Maßnahmen sind rechtlich nur dann zulässig, wenn andere, in geringerer Weise in die Rechte der Bewohner und Patienten eingreifende Maßnahmen keinen Erfolg haben.

Grundsätzlich sollte die fixierende Maßnahme immer in einem gewaltvermeidenden Milieu stattfinden, d. h. alle kommunikativen und milieugestaltenden Aktivitäten zielen auf **Deeskalation** und ermöglichen dem Betroffenen einen möglichst großen Bewegungsspielraum. Wenn gänzlich unvermeidbar, muss sich jede Pflegekraft vergewissern, dass die Fixierung korrekt ausgeführt und der Bewohner oder Patient nicht gefährdet ist (Fixierung des Zwischenraums, Abpolsterungen, Schritt- und Seitensicherungen bei Bauchgurten, Sitzwache etc.).

Deeskalation

Alle Gegenstände, mit denen der fixierte Bewohner sich oder andere gefährden kann, müssen aus seiner Reich- und Sichtweite entfernt werden. Die Klingel befindet sich immer in Reichweite, es sei denn der betroffene Bewohner oder Patient steht unter ständiger Sichtkontrolle durch eine Pflegekraft. Ist dem Bewohner oder Patienten ein Hilferuf aus kognitiven Gründen oder aufgrund von Bewegungsunfähigkeit nicht möglich, sollte eine Pflegekraft mindestens in Hör-, idealiter in Sichtweite sein.

Es liegt im Verantwortungsbereich jeder examinierten Pflegekraft, das Verhalten der Bewohner zu beobachten und zu protokollieren. Die Abstände der Überwachungssequenzen sind vom Verhalten im Einzelfall abhängig. Verhält sich ein Bewohner oder Patient auffällig, wird dies im Pflegebericht protokolliert.

Je nach Verhalten des Betroffenen wird empfohlen, zunächst ein Beobachtungsintervall von 15 Minuten nicht zu unterschreiten. Verhält er (wach und orientiert) sich über einen längeren Zeitraum unauffällig und ruhig oder kann durch Besucher bzw. eine Sitzwache eine kontinuierliche Überwachung sichergestellt werden, sollte die Fixierung probeweise gelöst werden.

Fixierung probeweise lösen

Bei in der Regel jüngeren, kräftigen und hochaggressiven Bewohnern oder Patienten muss mindestens eine **3-Punkt-Fixierung** erfolgen, das heißt Bauchgurt, ein Fuß und eine Hand, Extremitäten diagonal. Eine Erweiterung („5-Punkt", Rucksack oder Oberschenkelfixierungen) ist entsprechend dem Zustand des Patienten anzupassen. Im normalen Altenpflegebetrieb dürfte die Indikation für eine derartige Fixierung die absolute Ausnahme darstellen. Sollte sie tatsächlich notwendig erscheinen und absehbar einen längeren Zeitraum umfassen, sollten die Beteiligten sich gezielt Fragen nach Unterbringungsort und Therapie-Optionen stellen.

Bei hochaggressiven Betroffenen mit Diagonalfixierung oder wenn sich das Beobachtungsintervall in Folge des Verhaltens auf unter 15 Minuten verringert, muss eine **permanente Sichtkontrolle gewährleistet** werden, z. B. geöffnete Tür bei einsehbarem Zimmer, Flur, Lichthof, Sitzwache; Sichtkontrolle bezieht sich auch auf Bewohner im Rollstuhl.

Sollte aufgrund der starken Unruhe oder Aggressivität des Bewohners eine weitergehende Fixierung (Diagonalfixierung) und/oder Sitzwache erforderlich sein, aber durch den Wohnbereich nicht sichergestellt werden können, muss die Pflegedienstleitung umgehend informiert werden. Es ist selbstverständlich, dass die Lebensaktivitäten des Bewohners berücksichtigt und ihre Durchführung ermöglicht wird. Die persönliche Würde, die Intimsphäre und die Bequemlichkeit von fixierten Patienten oder Bewohnern sind zu achten und zu schützen. Kontakte zu Mitpatienten und Angehörigen sollten – soweit therapeutisch vertretbar – ermöglicht werden.

Insbesondere bei Aufenthalten im **Krankenhaus** kann eine Sitzwache eine geeignete Alternative darstellen. Möglicherweise könnten Betreuungskräfte diese Aufgabe übernehmen. Ein Sitzwachenpool, in dessen Rahmen eine Art Standby-Abrufmöglichkeit besteht, also geeignete Kräfte ad hoc hinzu gerufen werden können, könnte eine Lösung darstellen. Eine Konzeption in Richtung eines Sitzwachenpools, in dessen Rahmen eine Art Standby- oder Abrufmöglichkeit besteht, könnte durchaus eine Option darstellen.

> **Bei einem körpernah fixierten Bewohner gelten engmaschigere Kontrollintervalle. Immer den Zwischenraum fixieren!**

5.5 Fall- und Bewohnerbesprechung

Neben der Ausstattung und dem Ambiente einer Einrichtung, der Pflege-Note und einigen anderen Merkmalen dürfte das Siegel „Fixierungsfreies Heim" ein Qualitätsmerkmal für eine Einrichtung darstellen. Allerdings ist „fixierungsfrei" nicht in jedem Fall gleichzusetzen damit, dass keinerlei Schutzmaßnahmen erfolgen.

Genauso wie ein Betroffener in eine phasenweise Bewegungseinschränkung einwilligen kann, kann das tatsächliche Verhalten und/oder der mutmaßliche Wille eines Betroffenen die vereinbarte Maßnahme pflegefachlich angemessen und somit gerechtfertigt erscheinen lassen. Erst das **tatsächliche** Verhalten des Betroffenen, das sich nicht allein in der verbalen Kommunikation erschöpft, zwingt die Beteiligten in Ansehung des eingeschätzten Risikos letztendlich dazu, über mildere Mittel oder Alternativen nachzudenken und entsprechend zu entscheiden.

Die Pflegenden stehen in dem Dilemma, sich der Wahrung von Würde und Selbstbestimmung sowie gleichzeitig der Sicherheit und dem Schutz der Bewohner vor Schädigungen verpflichtet zu fühlen. In Zweifels- oder erstmaligen Bedarfsfällen sollte aber sofort und unbedingt eine Fallschilderung durch die Pflegedienstleitung erfragt werden. Als besonders geeignet erscheint eine **strukturierte Fallbesprechung**, zu der auch Angehörige oder Betreuer und gegebenenfalls der Heim- oder Hausarzt hinzugezogen werden können. In diesem Setting können insbesondere die Pflegekräfte ihr Expertentum für erfolgreiche Beziehungsgestaltung unter Beweis stellen. Auch dem Verfahrenspfleger empfiehlt sich, in besonders undurchsichtigen oder „schwierigen" Fällen dieses Instrument einzusetzen. Ein besonderes kommunikatives Geschick und Kenntnisse von Moderationstechniken können hier entlastend wirken.

Strukturierte Fallbesprechung

Um sicher zu gehen, dass eine Patientenverfügung auch zum Zeitpunkt des „Wirksamwerdens" noch dem Willen des Verfassers entspricht, sollte dies im gemeinsamen Gespräch (Angehörige/Betreuer zusammen mit Freunden, Ärzten, Seelsorgern, Pflegekräften) überprüft werden. Einrichtungen mit einem funktionierenden Qualitätsmanagement werden in solchen Fällen auf ethische Fallbesprechungen setzen (◨ Abb. 5.3)

Anlässe für ethische Fallbesprechungen

Anlässe können sein:

- Verweigerung von Essen und Trinken/Anlage einer PEG
- Entscheidung zwischen palliativem oder kurativem Behandlungsansatz
- Unzureichende Schmerztherapie
- Wünsche von Angehörigen, Betreuern oder behandelnden Ärzten bei Nichteinwilligungsfähigkeit des alten Menschen, die zum Beispiel der einstmals gegebenen Einwilligung oder Nichteinwilligung zu freiheitseinschränkenden Maßnahmen widersprechen

— Unerträgliche Pflegesituationen, z. B. aufbrechende Tumore, Gewebszerfall
— Aggressivität oder grob störendes Verhalten von alten Menschen
— Suizidgefahr

Von Prüfinstanzen gefordert und vom Gesundheitsministerium empfohlen, sind Fallbesprechungen zunehmend Bestandteil pflegerischer Besprechungen. Mittlerweile gibt es Standards und Fortbildungen. Als Instrument zur Evaluation der pflegerischen Situation fehlen den in Übergaben oder Dienstbesprechungen besprochenen Fällen bisher oft Struktur und Dokumentationsrahmen. Vielfach gehen wertvolle Lösungsansätze verloren oder werden nicht überprüft. Wenn man sich die bestehenden Standards anschaut, fällt auf, dass die meisten "Fallbesprechungen" in den stationären Altenpflegeeinrichtungen eigentlich umfassende Bewohnerbesprechungen sind. Zunächst einmal ist aber der Bewohner (oder Patient) kein Fall, sondern ein Mensch mit einer eigenen Persönlichkeit und einem gelebten Leben. Daher erscheint es sinnvoll, zwischen Bewohner- oder

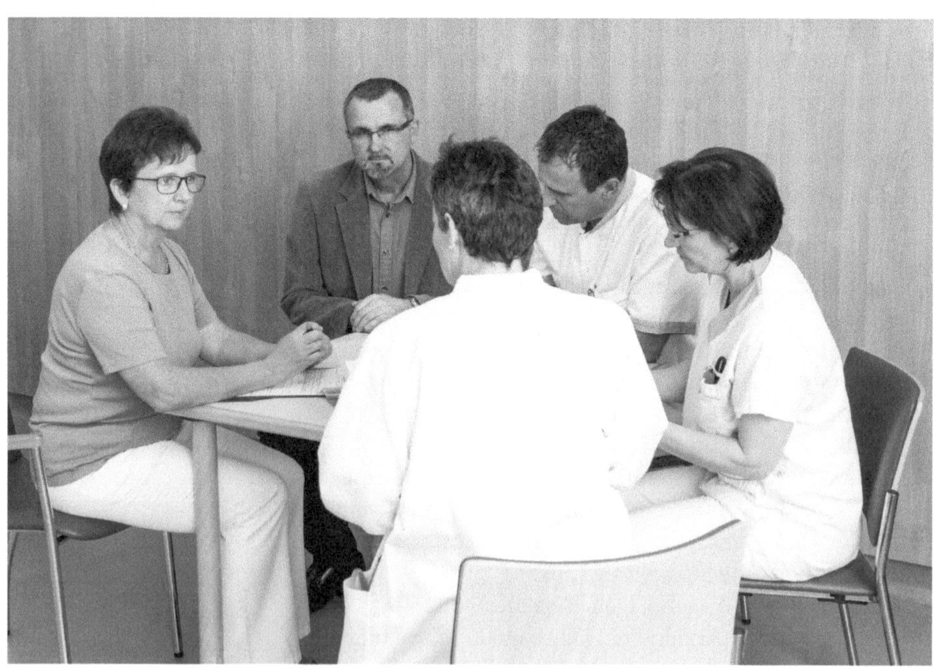

◘ Abb. 5.3   Ethische Fallbesprechung durch das Personal. (Mit freundlicher Genehmigung von Michael Janousek)

Patientenbesprechung und einer echten Fallbesprechung zu unterscheiden.

Die **Bewohnerbesprechung** ist ein geplantes, strukturiertes Gespräch über die Ziele, Wünsche, Ressourcen und Probleme eines Bewohners mit dem Ziel, ein umfassendes Bild vom Leben und Charakter sowie von Beispielen guter Kontakterfahrungen, aber auch problematischen Erfahrungen im Kontext der alltäglichen Pflege zu bekommen und Empfehlungen für den Umgang und die Pflege des Bewohners zu erhalten.

Hingegen ist die **Fallbesprechung** ein geplantes, strukturiertes Gespräch über eine bestimmte Pflegeproblematik, die sich scheinbar nicht sofort lösen lässt, ein konsequentes einheitliches oder interdisziplinäres Vorgehen erfordert oder ein ernstes Risiko für den Bewohner oder eine Belastung für andere darstellt. Reine Fallbesprechungen in der Pflege erfolgen in der Regel anlassbezogen (z. B. laufende Verfahrenspflegschaft) oder auf Antrag, insbesondere bei schwer lösbaren Pflegeproblemen oder akut herausforderndem Verhalten. Solche Fallbesprechungen können ebenfalls strukturiert dokumentiert werden. Gelegentlich werden Fallbesprechungen gezielt angesetzt, zu denen beispielsweise Ärzte, Angehörige oder Spezialisten hinzugezogen werden können, um für besondere oder akute pflegerische Herausforderungen Lösungen zu finden.

Anlässe für Fallbesprechungen gibt es also reichlich. In der Regel handelt es sich um hartnäckige Pflegeprobleme, um Fragen zu Risikosituationen oder um Verschlechterungen des Allgemeinzustandes. Manchmal sind es Beschwerden von Bewohnern oder Angehörigen. Immer gerechtfertigt sind sie bei herausforderndem Verhalten oder wenn der mutmaßliche Wille des Bewohners hinsichtlich bestimmter Entscheidungen unklar ist.

Grundsätzlich sollte mindestens einmal im Jahr zu jedem Bewohner eine umfassende Bewohnerbesprechung erfolgen. Darüber hinaus ergeben sich unterschiedlich oft Anlässe für reine und in der Regel weniger umfängliche Fallbesprechungen. Wichtig ist, dass Bezugspflegekräfte oder leitende Mitarbeiter die Anlässe oder Indikationen für eine Fallbesprechung erkennen und vorbereitende Schritte initiieren.

Allgemeine **Ziele von Fallbesprechungen** können sein:

- Förderung von Kommunikation und Kooperation aller Beteiligten
- Pflegerische oder interdisziplinäre Interventionsplanung

- Berücksichtigung der individuellen Bedürfnisse und Bedarfe des Bewohners
- Ermittlung des mutmaßlichen Willens des Bewohners (ethische Fallbesprechung)
- Überprüfung von Behandlungsstrategien und Pflegeplänen
- Steigerung von Bewohner- und Mitarbeiterzufriedenheit
- Reflexion des eigenen Verhaltens
- Besseres Verständnis des Bewohners
- Gemeinsame Situationseinschätzung

Einige dieser Ziele dürften auch im Zuge einer Verfahrenspflegschaft relevant sein.

Neben einer Moderation bedürfen Fallbesprechungen auch einer guten Vorbereitung. Diese Aufgabe kann die Bezugspflegekraft oder die Pflegedienstleitung übernehmen und sie sollte auch einen Moderator bestimmen. Im Rahmen der mittäglichen Schichtübergabe sollte die Besprechung möglichst ungestört verlaufen. Die Bezugspflegekraft sorgt dafür, dass alle Unterlagen (Pflegedokumentation) bereit liegen. Auch sollte im Vorfeld geklärt werden, ob externe Therapeuten, Ärzte oder der Betreuer eingeladen werden. Die **Dauer** der Fallbesprechung hängt sehr stark vom jeweiligen Fall ab und kann etwa 30 Minuten oder auch mal 60 Minuten dauern. Sie sollte aber 90 Minuten, zum Beispiel bei ethischen Fallbesprechungen, nicht überschreiten.

> ❯ **In komplexeren Fällen kann eine Fallbesprechung zielführend sein, um Lösungswege aufzutun und Entscheidungen auf eine breite Grundlage zu stellen.**

Merke

5.5.1 Mögliche Durchführung einer Fallbesprechung

1. **Fallpräsentation** (max. 10 Minuten)
   Nach der Begrüßung durch den Moderator wird der Anlass der Fallbesprechung genannt. Im Idealfall stellt die Bezugspflegekraft den Bewohner vor. Wichtige Fakten (Diagnosen, Pflegesituation, Lebensdaten, Dokumente) werden aufbereitet. Verhalten und Erleben des Bewohners stehen im Mittelpunkt.
   Verhalten – wann, wie oft, bei welchem Anlass? – Kontakterfahrungen und Beziehungsmuster werden geschildert.

2. **Verständnis- und Klärungsfragen** (max. 5 Minuten)
   Die Teilnehmer stellen Verständnisfragen.
3. **Kommentierung** (Blitzlicht; ca. 10 Minuten)
   Alle mit dem Bewohner in Kontakt stehenden Mitarbeiter ergänzen ihre Erfahrungen, Eindrücke und Gefühle. Externe Fachleute oder Betroffene bringen zusätzliche Informationen ein.
4. **Perspektivwechsel** (ca. 10–15 Minuten)
   In dieser Phase wird ein bewusster Perspektivwechsel vorgenommen. Die Teilnehmer nehmen die Sicht des Bewohners ein und äußern frei und spontan mögliche Sicht- und Wahrnehmungsmöglichkeiten des Bewohners, schauen quasi durch seine Brille, geben ihm eine Sprache und denken laut. Eventuell wird eine typische Begegnung szenisch dargestellt. Alternative Variante oder Ergänzung: Die Teilnehmer sammeln positive oder negative Erlebnisse und Kontaktmomente mit dem Bewohner.
5. **Lösungsangebote/Umgangsempfehlungen** (ca. 10–15 Minuten)
   Die Teilnehmer schlagen Lösungen vor, geben Umgangsempfehlungen und stimmen diese ab. Ein Ziel im Rahmen der Besprechung kann es sein, eine drohende Ortsfixierung des betroffenen Bewohners zu vermeiden. Übergeordnetes Ziel: Gemeinsam getragene Entscheidung
6. **Dokumentation des Maßnahmenplans und Festlegung Auswertungsmodus** (max. 5 Minuten) Der Protokollant hält die Ergebnisse fest und notiert, welche Maßnahmen von wem eingeleitet werden. Ferner wird geklärt, durch wen, wann und wie der Erfolg der Maßnahme ausgewertet werden soll.

Ablauf einer Fallbesprechung

Im Zuge von Verfahrenspflegschaften kann auch durch den Verfahrenspfleger in besonders komplexen Fällen die Durchführung einer Fallbesprechung angeregt werden. Die obige Strukturvorgabe kann dazu eine Hilfe sein.

Fallbeispiel

Der 65-jährige Bewohner wohnte vor Heimeinzug bei der Tochter mit vier Kindern, die mit der Versorgung überfordert war; insbesondere wegen wiederholter epileptischer Anfälle des Vaters. Er kam vor zwei Jahren in die Einrichtung, zuerst ohne Verhaltensauffälligkeiten. Er hatte wohl schwer auch im Bergbau gearbeitet. Aus der Kindheit und Schulzeit war

Fallbeispiel

nichts bekannt. Er verfiel tagsüber in der Begegnung, aber auch wenn er allein war, in einen Singsang ohne verstehbaren Text, der immer schneller wurde. Deutsch schien er nicht mehr zu sprechen oder zu verstehen. Allerdings konnten die Russisch sprechenden Mitarbeiter ein paar Worte in deren Muttersprache mit ihm wechseln.

Seit über einem halben Jahr zeigte sich ein unklares, besonders herausforderndes Verhalten, dessen Ursache oder Bedeutung nicht zu erschließen war: Er spuckte ständig auf den Boden und in seine Hände und beschmierte alle möglichen Gegenstände mit seinem Speichel. Daraus ergaben sich massive Hygieneprobleme und es wurden bei allen Beteiligten Ekelgefühle provoziert. Allerdings spuckte er niemanden an. Die Mitbewohner mieden ihn oder beschimpften ihn, weil es sie ekelte, wenn er ständig in die Hände spuckte. Er ging immer wieder in andere Zimmer, belästigte dadurch andere Bewohner. Zudem urinierte er zwischenzeitlich an unpassenden Orten. Beim Gehen eckte schon mal an Gegenständen an oder erkannte Gegenstände wie Tassen oder Essen, das vor ihm stand, nicht.

Es war nicht zu eruieren, inwieweit dieses Verhalten einem eingeschränkten Visus oder der weit fortgeschrittenen Demenz geschuldet war. Ihm musste zur Nahrungs- und Flüssigkeitsaufnahme angereicht werden. Allerdings konnte er in Begleitung gehen und war wegen seiner Sturzgefahr im Rahmen der epileptischen Anfälle und eines leicht unsicheren Gangs mit einer Trochanterschutzhose und einem Lederhelm versorgt. Er war auf Hilfe bei der Orientierung und bei der grundpflegerischen Versorgung vollkommen und in einem außergewöhnlichen Maße angewiesen. Ein atypisches Neuroleptikum mit dem Ziel der Minderung der beschrieben Verhaltenssymptome zeigte einen mäßigen Erfolg.

Aus Sorge um unbemerkte nächtliche Stürze oder ein unbemerktes Weglaufen wurden zu seiner eigenen Sicherheit bisher die Bettseitenteile beim Ruhen im Bett heraufgezogen. Allerdings drohte er darüber hinweg zu steigen, so dass eine Bauchgurtfixierung obligat erschien. Es wurde auch eine Versorgung mittels Niederflurbett erwogen. Allerdings war diese Option nicht die Lösung des Problems, denn er drohte nicht einfach herauszufallen, sondern konnte aus dem Bett aussteigen und zwar unsicher, aber in Begleitung gehen. Er war kognitiv leider nicht mehr in der Lage, sich Hilfe, zum Beispiel über das Rufanlagensystem, einzufordern. Daher waren regelmäßige Kontrollgänge unumgänglich.

Ich bat das Pflegeteam, einige Nächte das Bettseitenteil herunter und ihn ohne Bauchgurtfixierung schlafen zu lassen.

So würden auch nächtliche Toilettengänge besser möglich. Ferner regte ich an, dass durch den Einsatz einer Kontaktmatte, die einen Informationsruf an das Pflegepersonal auslösen würde, die Sicherheit für den Bewohner erhöht werden könne. Regelmäßiges Toilettentraining sollte darüber hinaus Bewegungsunruhe minimieren. Auf meine Nachfrage erfahre ich ein paar Tage später, dass er das Bett nachts gar nicht verlässt und daher die Kontaktmattenlösung vollkommen auszureichen schien.

Meistens war er gut führbar, selten zeigte er aggressives Verhalten. Allerdings konnte er aufgrund der massiven und teilweise andere nicht nur belästigenden, sondern auch gefährdenden Verhaltensauffälligkeiten nicht am gemeinschaftlichen Leben auf dem Wohnbereich teilnehmen. Man kam mit der vorsorgebevollmächtigten Tochter und dem Amtsgericht überein, ihn in Ermangelung anderer Lösungen tagsüber im Zimmer einzuschließen. Darüber hinaus bestand eine gewisse Gefahr, dass er sich verirrt und den Wohnbereich und das Gelände unbemerkt verlässt.

Nun ahmte ich im Rahmen der Fallbesprechung die Geste des Spuckens szenisch nach und fragte die Teilnehmer, was das symbolisch bedeuten könnte. Und tatsächlich ergaben sich ganz unterschiedliche und gleichzeitig erhellende Interpretationen:

- „Auf den Boden oder zur Seite spucken" = Verachtung, Abneigung, Verweigerung, aber auch: Bergbaustaub loswerden!
- „In die Hände spucken" = Anpacken wollen, tätig sein wollen, unterfordert sein
- „Die Hände lecken" = Mir schmeckt es nicht. Oder: Ich möchte etwas Leckeres essen.

usw.

Ich konnte gewissermaßen das „Aha" auf den Gesichtern der Pflegekräfte lesen. Und tatsächlich folgte nun ein Brainstorming an Ideen:

- Die Geste Abneigung als „Nein" oder „Ablehnung" zum Beispiel von Pflegehandlungen wertschätzen und akzeptieren.
- Ihm etwas (Vertrautes) in die Hände geben, mit dem er „handhaben" kann.
- Handschuhe anziehen, Hände eincremen, …
- Einen Lolly anbieten; solange er lutscht, spuckt er nicht!
- Ich regte schließlich an, einen sogenannten Gehfrei zu erproben.

Dieses Gerät erlaubt ihm einen gewissen Bewegungsradius, gleichzeitig kann er nicht so nach an die anderen Bewohner heran, dass diese sich belästigt fühlen. Darüber hinaus bietet das Gerät die Vorteile, dass er den Wohnbereich nur schwer mit dem Gehfrei verlassen kann, so dass die Zimmertür nicht weiter verschlossen werden muss. Ferner bestand die Hoffnung, dass er durch das Anfassen und Manövrieren des Gehfrei weniger in seine Hände spuckt. Auch wird die Sturzgefahr minimiert.

Das Gerät wäre zwar wohl nur komplementär und nicht voll umfänglich einzusetzen, hätte aber gewisse Vorteile hinsichtlich Mobilitäts- und Schlafförderung. Er könnte seinen natürlichen Bewegungsdrang besser ausleben und kann sich bei Erschöpfung setzen, sich festhalten und würde bei einem Nachlassen der Kräfte, die zu einem Einsacken der Beine führt, durch einen Gurt aufgehalten werden. Auf das ständige Einschließen könnte also verzichtet werden.

Aus pflegefachlicher Sicht waren die nunmehr getroffenen Maßnahmen adäquat und sollten ausreichen, bei größtmöglicher Bewegungsfreiheit das hohe Belästigungs- und Gefährdungspotential zu minimieren. Auf den Einsatz von hochgezogenen Bettseitenteilen, das Anlegen eines Bauchgurtes und das Abschließen der Zimmertüren konnte fortan verzichtet werden.

Was für mich aber an diesem Fallbeispiel besonders erfreulich war: Die Mitarbeiter entwickelten ein besseres Verständnis, zumindest aber eine größere Akzeptanz, für das Verhalten des Bewohners und wurden allererst dadurch offen für eine Lösungssuche.

Fazit

Nicht immer finden wir die Lösung, aber wir können uns viel Stress ersparen, wenn wir anfangen zu verstehen.

5.6 Absetzen der freiheitseinschränkenden Maßnahme

Den Pflegekräften stellt sich gelegentlich die Frage, ob ein Bewohner über eine Fixierung mit Bettseitenteil auch fixiert werden **muss,** wenn es den Beschluss gibt. Hier gilt: Der Beschluss sagt nur, dass fixiert werden kann, aber nicht muss.

Folgende Frage wurde in diesem Zusammenhang an mich von einer Einrichtung gestellt: Was passiert, wenn die

Pflegekräfte auf die Fixierung verzichten wollen und der Bewohner stürzt und sich verletzt?

Meine Antwort: „Natürlich besagt der Beschluss (richterliche Genehmigung) nicht, dass fixiert werden *muss*. Das wird in der Regel auch immer (im Beschluss) erwähnt

Wenn Sie sich nach fachlicher (und dokumentierter) Prüfung im Team und vor allem mit dem Bevollmächtigten oder Betreuer darin einig sind und sie es also vertreten können, weil sie das Restrisiko entweder als extrem gering ansehen oder im Hinblick auf mögliche Folgeschäden für vertretbar halten, sehe ich keine Probleme. Sie – oder besser der Betreuer – sollten aber für so einen Fall das Gericht über Ihre (gemeinsame) Entscheidung informieren."

> **Das Amtsgericht ist immer und unverzüglich über Veränderungen oder das Absetzen der Fixierungsmaßnahme zu unterrichten!**   Merke

Weiterführende Literatur

Krüger C, Möhler R, Meyer G (2013) Fixierung – Bauchgurte und ihre Risiken. Die Schwester/Der Pfleger 52(10):966–971

Der Verfahrenspfleger

© Springer-Verlag GmbH Deutschland, ein Teil von Springer Nature 2019
M. Thomsen, *Fixierungen vermeiden*, https://doi.org/10.1007/978-3-662-57552-9_6

Die Aufgabe des Verfahrenspflegers ist es, ein konkretes gerichtliches Verfahren zu begleiten und letztendlich dem Amtsrichter die Notwendigkeit von FEMs plausibel zu machen bzw. im konkreten Fall obsolet erscheinen zu lassen. Er verschafft sich einen Überblick über das soziale Umfeld und bekommt einen Eindruck von der Person des Betroffenen in einem Ausmaß, wie es zur Wahrnehmung seiner Aufgabe erforderlich ist. Dazu muss er mit möglichst vielen Beteiligten Gespräche führen und am Ende dem Gericht in einer Stellungnahme erläutern, ob, warum und inwieweit eine Freiheitsbeschränkung (nicht) geboten bzw. eine richterliche Genehmigung erforderlich ist.

Aufgaben

Die Bestellung des Verfahrenspflegers erfolgt – ähnlich wie die eines Pflichtverteidigers – durch einen Richter. Das Betreuungsrecht unterscheidet zwei verschiedene **Formen der Freiheitsentziehung.**

Formen der Freiheitsentziehung

- Geschlossene Unterbringung (z. B. in der Psychiatrie). Diese bedarf eines psychiatrischen Gutachtens.
- Freiheitseinschränkende Maßnahme, z. B. Fixierung (FEM). Diese erfordert ein ärztliches Attest.

Beide können für die Dauer von zwei Jahren genehmigt werden. Ob es sich im konkreten Fall um eine FEM handelt, ist manchmal schwer zu entscheiden. Entscheidend ist, ob eine Bewegungsfreiheit bewusst vermieden werden soll oder wird. In der Praxis zeigt sich, dass die Handhabung von Gericht zu Gericht sehr unterschiedlich ist.

Der Verfahrenspfleger hat objektiv die Interessen des Betroffenen im Genehmigungsverfahren zu vertreten und ist an keinerlei Weisungen gebunden. Er unterstützt den Betroffenen und garantiert, dass sein Wille zum Ausdruck gebracht wird. Er ist an allen Verfahrensschritten, insbesondere der richterlichen Anhörung, zu beteiligen. Er hat darüber hinaus das uneingeschränkte Recht auf Akteneinsicht sowie Widerspruchs- bzw. Beschwerderecht. Grundlage der Verfahrenspflegschaft bildet das FamFG § 312 ff.

Ablauf

In der Regel ergibt sich im Falle einer notwendig erscheinenden Fixierungsmaßnahme folgender Ablauf:

1. Pflegemitarbeiter stellen den Bedarf fest oder handeln wegen Notstand/Notwehr und informieren Arzt und Betreuer.
2. Betreuer ordnet an oder folgt der Fixierungsempfehlung.
3. Arzt attestiert.
4. Betreuer informiert Gericht bis um 24:00 Uhr des Folgetages.

5. Gericht genehmigt (vorläufig) Anordnung.
6. Gericht lässt Sachlage durch Verfahrenspfleger prüfen.
7. Anhörung
8. Beschluss

Der Verfahrenspfleger prüft gewissermaßen eine (vorläufig) genehmigte Praxis und sucht zusammen mit allen Beteiligten nach milderen Mitteln oder Alternativen oder schließt diese aus. Das Gericht setzt dafür eine Frist, die in der Regel 4–6 Wochen umfasst.

Die **Aufgaben des Verfahrenspflegers** sind:

- Stellungnahme für das Gericht
- Beratung – nicht Ratgeber – hinsichtlich Entscheidungsfindung!
- Vertreter des Betroffenen im Verfahren
- Kooperation und Lösungssuche
- Pflegefachliche Fallprüfung
  Diese Aufgaben erfordern nicht allein juristisches Wissen und sprachliche Kompetenz, sondern ein hohes Maß an pflegefachlichem Wissen, Empathie und Erfahrung. Besonders herausgefordert wird er in der Begegnung mit den Betroffenen. Kommunikative Kompetenz und Geschick sind unerlässlich. Insofern sollten hier examinierte Pflegefachkräfte mit entsprechender Erfahrung Schulungen zum Verfahrenspfleger absolvieren.

Die Betonung liegt auf dem Unterschied zwischen Ratgeber und Berater. Ein Verfahrenspfleger gibt Informationen und Denkimpulse; er macht eventuell Vorschläge und lässt auf der Grundlage der zusammengeführten Argumente die Beteiligten selbst die Lösung finden. Am Ende gilt es, das Amtsgericht argumentativ zu überzeugen und zu einer von allen Seiten tragbaren Lösung zu kommen.

> **Der Verfahrenspfleger handelt und denkt immer im Interesse und zum Wohle des Betroffenen.**

6.1 Termin – ja oder nein?

Ob ein Verfahrenspfleger geeignet ist, zeigt sich eventuell schon bei der Frage, ob er nach der Beauftragung durch das Amtsgericht mit der betroffenen Einrichtung einen Termin vereinbart oder es gezielt unterlässt.

Die Befürworter einer unangemeldeten Vorgehens führen als Hauptargument an, dass sie eine ungeschminkte,

6

nicht manipulierte Realität vorfinden wollen, um unvoreingenommen Stellung beziehen zu können. Angesichts der Skandalberichterstattung, wie sie immer wieder durch die Medien erfolgt, sind viele Menschen sehr misstrauisch. Aber ist Misstrauen ein guter Ratgeber?

Worum soll es gehen? Der Verfahrenspfleger muss/soll sich ein Bild davon machen, was eine mögliche FEM rechtfertigt bzw. was sie nicht rechtfertigt. Er braucht Informationen zum Gesundheits-, Ernährungs- und Allgemeinzustand des Betroffenen, insbesondere muss er den kognitiven und den Mobilitätsstatus erfassen. Darüber hinaus will er wissen, welche Überlegungen zu der Entscheidung geführt haben. Dabei ist er auf die Zusammenarbeit mit allen Beteiligten angewiesen und dazu gehören in erster Linie die Pflegekräfte, die entweder die Fixierungsmaßnahme ausführen oder Alternativen erproben sollen.

Verzichtet er auf eine vorherige telefonische Terminvereinbarung, zu dem er idealerweise auch den Betreuer oder Vorsorgebevollmächtigten einlädt, dann ergeben sich folgende **Risiken oder Nachteile:**

Risiken oder Nachteile

- Er stellt vor Ort möglicherweise fest, dass sich der Bewohner nicht in der Einrichtung befindet, weil er im Krankenhaus, verstorben, beim Arztbesuch oder aus einem anderen Grund nicht anwesend ist. Hier würden unnötig Kosten anfallen. Oder der Bewohner muss gerade sehr aufwendig pflegerisch versorgt werden, so dass sich die Kontaktzeit herausschiebt oder verringert.
- Er findet keinen kompetenten Gesprächspartner vor, der sachkundig Auskünfte erteilen kann. Auch die mögliche Akteneinsicht könnte sich als unvollständig oder unzureichend erweisen.

Allein aus diesen Gründen sollte besser vorab ein Termin vereinbart werden. Wer die Abläufe und die personelle Ausstattung der Heime kennt, wird wissen, dass Pflegekräfte sehr dankbar und auskunftsfreudiger und kooperativer sein werden, wenn sie sich gut auf den Besuch des Verfahrenspflegers vorbereiten können. Bestimmte Zeiten sind eher ungünstig, wenn zum Beispiel Mahlzeiten gereicht werden oder die Grundpflege verrichtet wird.

Im Vordergrund sollte das Ziel sein, dass für den Bewohner die am besten geeignete Maßnahme gefunden wird. Und das geht nur, wenn alle zusammenarbeiten und für Kompromisse oder Änderungen ihrer Vorgehensweise bereit sind. Dazu muss Vertrauen aufgebaut werden. Eine vertrauensvolle Atmosphäre ist also eine wichtige Voraussetzung für ein erfolgreiches weiteres Vorgehen. Daher halte ich eine vorherige Terminvereinbarung für ratsam und letztendlich zielführender.

> **Eine gute Vorbereitung und die kompetente, pflegefachliche Auskunft sind für alle Beteiligten von Vorteil.**

Merke

6.2 Beteiligte

Wenn eine Verfahrenspflegschaft vom Gericht bestellt wird, sind an der Entscheidungsfindung viele Personen beteiligt. Die folgende Tabelle gibt einen Überblick, in welcher Weise oder zu welchen Fragen der Verfahrenspfleger die übrigen Beteiligten des Verfahrens einbeziehen kann (◘ Tab. 6.1).

Am Ende wird der Verfahrenspfleger eine etwa zwei bis maximal vier Seiten umfassende Stellungnahme abgeben. Manchmal ist im laufenden Verfahren, insbesondere bei Erprobungen von Alternativen oder milderen Mitteln, gelegentlich auch zur genaueren Sachaufklärung, ein Zwischenbericht des Verfahrenspflegers an das Gericht angezeigt. Selten muss das Verfahren zeitlich nach hinten verschoben werden.

Verfahrensbeteiligte

Leider kann es auch in der Erprobungsphase im Rahmen einer Verfahrenspflegschaft dazu kommen, dass sich ein Betroffener durch einen Sturz oder aufgrund eines herausfordernden Verhaltens selbst oder anderen einen Schaden zufügt. Da dies im Rahmen der amtsrichterlich angeordneten Verfahrenspflegschaft geschieht, ist eine Haftung der Mitarbeiter oder der Einrichtung – abgesehen von fahrlässigem Verhalten – ausgeschlossen.

In einem letzten Schritt wird im Rahmen der amtsrichterlichen Anhörung in der Regel die Genehmigung der Maßnahme erteilt. Die Ergebnisse der Stellungnahme müssen für einen Außenstehenden und für den Richter nachvollziehbar und die Begründungen stichhaltig sein, so dass der Richter ihnen folgen kann.

Merke

> **Im Rahmen von Erprobungen milderer Mittel oder Alternativen zur Fixierung sind auch bei größtmöglicher Sorgfalt und Kontrolle Unfälle oder Schäden nicht immer zu vermeiden. Ein Restrisiko muss gelegentlich in Kauf genommen werden, wenn man zum Wohle des Betroffenen eine Lösung finden will.**

◨ Tab. 6.1 Beteiligte am Verfahren	
Beteiligter	**Aktivität des Verfahrenspflegers/ Mögliche Beteiligungsform**
Betroffener	– Visite, Gespräch, Transferübung – Fallbesprechung – Anhörung
Betreuer oder Vorsorge-bevollmächtigter	– Antragstellung – Gespräch – Fallbesprechung – Anhörung
(Bezugs-)Pflegekraft und/oder deren Leitung	– Dokumentation, Medikamenten-gabe, Diagnosen, Sturzprotokolle, Fixierungsprotokolle, Hilfsmittel, Mobilitätsstatus (Pflegeberichte) – Fallbesprechung – (Anhörung)
Amtsrichter	– Zwischenbericht (evtl. mit Bitte um Aufschub) – Stellungnahme – Anhörung
Hausarzt/Neurologe	– Attest oder – Schriftliche Anordnung – (Fallbesprechung) – Aussage zur Einwilligungsfähigkeit
Angehörige	– Lebensgeschichtliches – Fallbesprechung – Gewohnheiten – Äußerungen zum Charakter
Evtl. Sanitätshaus	– Hilfsmittelfragen – Leihgeräte – Kostenvoranschlag (Kontakt zur Krankenkasse)
Evtl. Therapeuten (Physiotherapeuten zum Mobilitätsstatus; Ergotherapeuten zu kognitiven Ressourcen; Psychologen und Seel-sorger)	– (Fallbesprechung) – Expertise – Befragung
Evtl. Mitbewohner/Bett-nachbar	– Befragung – Unterstützungsmöglichkeiten

6.3 Einwilligungsfähigkeit

Wenn einem Betreuten aufgrund seiner Erkrankung oder Behinderung die notwendige Einsichtsfähigkeit oder Kompetenz fehlt, die Erforderlichkeit der Behandlung zu erkennen oder zu verstehen, dann ist die Zustimmung des Betreuers oder eines Vorsorgebevollmächtigten erforderlich. Das bedeutet aber nicht, dass beispielsweise eine Geschäftsunfähigkeit mit Einwilligungsunfähigkeit gleichzusetzen ist. Schon bei der Frage nach der Einwilligungsfähigkeit des Bewohners gilt es genauer hinzuschauen.

Ist ein Bewohner nicht mehr in der Lage, seinen Willen zu erklären bzw. seine Einwilligung zu bewegungseinschränkenden Maßnahmen unmissverständlich zu geben, so gilt es dennoch zu klären, ob die angestrebte Maßnahme dennoch verstehen kann und ob darüber hinaus eine klare Aussage dazu von ihm zu erwarten ist. Sofern keine wiederholten Verwirrtheits- oder Unruhezuständen auftreten, kann auch bei einem Menschen mit Demenz im Anfangsstadium durchaus im Einzelfall eine Einwilligungsfähigkeit vorliegen.

In den allermeisten Fällen ist nach ein paar kurzen Fragen klar, dass ein zielführendes Gespräch nicht mehr möglich ist und verbindliche und verlässliche Aussagen nicht zu erwarten sind. Auf die Frage nach dem Alter wird beispielsweise gerne das Altzeitgedächtnis angezapft und das (richtige) Geburtsdatum genannt. Damit bleibt aber die Frage offen, ob der Bewohner – zumindest zeitlich – orientiert ist. Denn wenn er nicht weiß, welches Jahr ist, wird er es nicht sagen, eine typische und bewährte Abwehrstrategie von demenzkranken Menschen im leicht fortgeschrittenen Stadium der Erkrankung. Wenn er das Alter dann bei Nennung des Kalenderjahres nicht sagen kann, kann man in der Regel von einer fortgeschrittenen Demenz ausgehen.

Fragen zur Klärung

Aber nicht bei jeder Form kognitiver Störung muss die fehlende Einwilligungsfähigkeit unterstellt werden. Vielmehr müssen sich Betreuer, Arzt oder Verfahrenspfleger davon überzeugen, ob der kognitiv und/oder kommunikativ eingeschränkte Mensch nicht doch den Anlass für die Maßnahme verstehen, bewerten, gut heißen und befürworten würde und schließlich darüber hinaus auch selbst einwilligen könnte. Die Tatsache, dass für einen kognitiv eingeschränkten Menschen ein Betreuer oder ein Vorsorgebevollmächtigter bestellt wurde, bedeutet nicht zwangsläufig, dass er nicht in eine Maßnahme einwilligen kann. So kann das Hochziehen der Bettseitenteile bei bestimmten Fällen von Halbseitenlähmungen und Neglect eine zielführende und sogar pflegefachlich dringend gebotene Maßnahme darstellen, deren Sinn sich dem Laien nicht sogleich erschließt.

6

Fallbeispiel

Fallbeispiel

Eine Bewohnerin litt infolge eines Hirninfarkts an einer ausgeprägten Aphasie. Sie saß während meines Besuchs in ihrem Rollstuhl am Tisch des Wohn-Ess-Bereichs und hatte ein Getränk vor sich stehen. Deutlich sichtbar waren Kontrakturen der rechten Hand als Folge des Hirninfarkts. Wir fuhren sie im Rollstuhl in ihr Zimmer, wo wir in Ruhe miteinander sprechen konnten. Die Frau war während der gesamten Gesprächssituation ausgesprochen freundlich und schien alles zu verstehen, was ich zu ihr sagte. Allerdings hatte sie sehr große Schwierigkeiten, auf meine Fragen zu antworten. Sie bemühte sich sichtlich und tatsächlich konnte ich das ein oder andere Wort verstehen. Ich zeigte ihr mein Schreiben vom Gericht und bat sie, es zu lesen, was ihr ebenfalls nicht leicht fiel. Dennoch konnte ich das Wort "Betreuungssache" bei ihrem Vorleseversuch deutlich verstehen.

Den Vormittag und den Nachmittag verbrachte die Bewohnerin sitzend im Rollstuhl und nahm am gesellschaftlichen Leben der Einrichtung teil. Sie zeigte dabei keinerlei Absichten aufzustehen. Allerdings bestand angesichts ihres Übergewichts die Gefahr aus dem Bett zu stürzen. Sie drehte sich im Bett noch selbstständig und nutzte dabei gerne das hochgezogene Bettseitenteil, was ihrer Mobilität im Bett also durchaus förderlich war. Aus Angst, aus dem Bett zu fallen, wünschte sie, dass man das Bettgitter beim Ruhen im Bett hochzieht. Darüber hinaus war sie in der Lage, die in Reichweite befindliche Klingel adäquat zu bedienen und rief darüber im Bedarfsfall nach dem Pflegepersonal.

Fraglich blieb für mich zunächst, ob die Bewohnerin trotz der aphasiebedingten Verständigungsschwierigkeiten ausreichend einwilligungsfähig war, denn eine Demenz war bisher nicht diagnostiziert. Bislang konnte auch nicht beobachtet werden, dass sie das Bett über die Bettgitter hinweg zu verlassen beabsichtigte. Auch äußerte sie nicht den Wunsch, dass das Bettseitenteil entfernt oder heruntergelassen werden solle, sondern erinnerte im Gegenteil das Pflegepersonal im Rahmen ihrer sprachlich-gestischen Möglichkeiten an das Hochziehen.

Angesichts der beschriebenen Beobachtungen und der erkennbaren Compliance erschien das Hochziehen des Bettseitenteils beim Ruhen im Bett eine sturzprophylaktisch sinnvolle, aber auch von der Bewohnerin selbst favorisierte Maßnahme darzustellen.

Wir kamen überein, dass zusammen mit der Betreuerin geprüft wird, ob sie einen Text mit dem eindeutigen Wunsch, dass das Bettgitter beim Ruhen im Bett hochgezogen wird, lesen bzw. verstehen kann. Möglicherweise war sie unter Zeugen auch in der Lage, dieses Schreiben eigenhändig zu unterschreiben, was dann eine Anordnung, mithin richterliche Genehmigung überflüssig machen würde, aber von der Betreuerin weiterhin regelmäßig überprüft werden müsste. Tatsächlich wurde die Bewohnerin im Beisein ihrer Tochter (und Betreuerin) aufgeklärt und war in der Lage, die Einwilligung eigenständig zu unterschreiben. Dies bestätigte meine Einschätzung hinsichtlich Einwilligungsfähigkeit.

In einem anderen Fall war eine Patientin auf Befragen mit dem Heraufziehen der Bettseitenteil durchaus einverstanden, aber als der Pflegedienstleiter sie bat, dieses Einverständnis auch schriftlich für die Heimaufsicht zu bestätigen, sagte sie, dass sie nichts unterschreiben wolle. Diese Äußerung zeigt einerseits das für eine beginnende Demenz typische Misstrauen; andererseits ist sie scheinbar mit der Situation überfordert, so dass die durch eine berechtigte Person anzuordnende Maßnahme, deren Notwendigkeit bereits durch das ärztliche Attest bescheinigt wurde, richterlich zu genehmigen war.

Auch bei diagnostizierter Demenz kann es vorkommen, dass beispielsweise jemand verbal und vor Zeugen der freiheitseinschränkenden (nicht bewegungseinschränkenden) Maßnahme zustimmt, weil er damit einverstanden ist und ihren Sinn versteht, aber krankheitsbedingt (Parkinson, Lähmung, Amputation etc.) nicht (unter)schreiben kann. Eine vom Betreuer und einem weiteren Zeugen vorgenommene Unterschrift mit dem Hinweis auf diesen Umstand könnte vom Gericht akzeptiert werden und mithin eine richterliche Genehmigung erübrigen.

Leider lässt sich aber nicht ausschließen, dass bei einer Qualitätsprüfung oder bei einer Begehung durch die Heimaufsicht Zweifel angemeldet werden. In solchen Fällen können dann wohl nur durch Antragstellung bei Gericht bzw. durch den endgültigen Beschluss des Amtsgerichts die Zweifel ausgeräumt werden. Hieran wird beispielhaft deutlich, unter welchem Rechtfertigungs- und Absicherungsdruck Pflegeeinrichtungen stehen.

Fallbeispiel

In Abwägung des Mobilitätsstatus hinsichtlich einer potentiellen Sturzgefahr einerseits und des kognitiven Status sowie des tatsächlichen Verhaltens andererseits war eine richterliche Genehmigung meines Erachtens für das Anlegen eines Sicherheitsgurtes nicht erforderlich, da die Betroffene

Fallbeispiel

durchaus in der Lage war, die Sinnhaftigkeit dieser Maßnahme einzuschätzen und ihren Willen klar und unmissverständlich auszudrücken.

Die Maßnahme stellte in Anbetracht der Tatsache, dass sie den Gurt – wie beim Autogurt – selbst lösen konnte, keine Freiheitsberaubung dar. Der Gurt in ihrem Rollstuhl war während unseres Gesprächs nicht geschlossen. Ich fragte sie, ob der Gurt in ihrem Rollstuhl für sie eine Beeinträchtigung darstelle, was sie verneinte.

Die Bewohnerin war in Folge ihrer Polyarthrose und eines Hirninfarkts nicht mehr in der Lage zu gehen oder alleine zu stehen; lediglich an der Sprossenwand gelangen noch Stehübungen. Zur Nacht war sie wegen der erhöhten Sturzgefahr mit einem Niederflurbett versorgt, vor dem eine Matte sowie eine Kontaktmatte positioniert waren, so dass bei Aufstehversuchen ihr gleich Hilfestellung gegeben werden konnte. Tagsüber saß sie im Rollstuhl. Da sie vor ein paar Wochen aus dem Rollstuhl gestürzt war, war seither der Sicherheitsgurt angebracht, der sie daran erinnern sollte, nicht ohne Hilfe aufzustehen, was bei ihr hin und wieder vorkam, wenn sie vergaß, dass sie ja gar nicht gehen kann.

Vor dem Hintergrund der nicht unerheblichen Sturzgefahr, insbesondere in Phasen von leichter (situativer) Desorientierung und Verkennung ihrer Ressourcen, erschien die Maßnahme als mildes Mittel zielführend und eher nicht freiheitseinschränkend. Auch sah die Dame den Sinn der Maßnahme ein und zeigte darüber hinaus kein Abwehrverhalten. Eine richterliche Genehmigung für diese Maßnahme musste daher *nicht* erfolgen.

In einem sehr interessanten Fall folgte das Gericht meiner Argumentation, wonach in Abwägung des Mobilitätsstatus hinsichtlich einer potentiellen Sturzgefahr einerseits und des kognitiven Status sowie des tatsächlichen Verhaltens andererseits eine richterliche Genehmigung für das Anbringen bzw. Hochziehens des Bettseitenteils nicht erforderlich war, da der alte Herr durchaus in der Lage war, die Sinnhaftigkeit dieser Maßnahme einzuschätzen und seinen Willen klar und unmissverständlich auszudrücken.

Der Herr saß in einem Therapierollstuhl, hatte die Beine auf Fußstützen abgelegt, dabei das linke Bein höher gelegt. Das linke Knie war deutlich verdickt und er berichtete mir, dass die Kniescheibe gebrochen sei und er noch nicht voll belasten könne und dürfe. Er wirkte im Gespräch sehr dominant mit starkem, teilweise sich im Detail verlierenden Redefluss. Bei Angabe seines Alters hatte er zunächst etwas Schwierigkeiten, gab es aber schließlich korrekt an. In der

Bewertung der gesamten Gespräche und deren Wahrheits- bzw. Realitätsgehalt wurde mir deutlich, dass er zeitweise Orientierungsstörungen zeigte und in seiner Erinnerung schon mal Dinge verwechselte. Einige Anzeichen sprachen für eine beginnende Demenz und angesichts der offenkundigen, phasenweisen Verwirrtheitszustände erschien die bestehende Vorsorgevollmacht absolut angebracht.

Laut der Pflegekräfte hatte er anfänglich deutliche Anzeichen von Verwirrtheit und Desorientierung gezeigt, was sich aber zunehmend gebessert hatte. Im Gespräch kam er auch darauf zu sprechen, dass ihm sehr daran liege, wieder und weiter Auto fahren zu dürfen. Hinsichtlich dieses Wunsches waren meines Erachtens in Anbetracht seiner derzeit körperlichen und geistigen Defizite deutliche Zweifel angebracht. In diesem Punkt ließ er sich allerdings nicht überzeugen. Gleichwohl sei er körperlich zwar jetzt noch nicht in der Lage, aber er werde wohl weiter Auto fahren. Eine gesundheitliche Überprüfung der Fahrerlaubnis erschien mir hier sehr angebracht, was ich dem Amtsgericht in der Stellungnahme kundtat.

Auf das Hochziehen der Bettseitenteile angesprochen, widersprach er klar und heftig. Er verstünde zwar den Sinn, aber er bestehe dennoch darauf, dass es heruntergelassen bleibt.

Tatsächlich konnte er sicher und zielgerecht mit der am Bett befindlichen Klingelanlage umgehen. Er beteuerte darüber hinaus, dass er diese auch nutzen werde, wenn er die für den Transfer vom Bett in den Rollstuhl (oder auf die Toilette und zurück) erforderliche Hilfe benötige. Tatsächlich war – wie ich mir auch beim Besuch dann klar hatte demonstrieren lassen – ein gefahrloser Transfer nicht möglich. Er konnte nur ein Bein voll belasten und würde ohne begleitende oder stützende Hilfe früher oder später unweigerlich stürzen. Er selbst sprach diese Gefahr auch an und sagte dann, dass „das dann auch seinen endgültigen Absturz bedeuten" könne.

Vor dem Hintergrund der nicht unerheblichen Sturzgefahr, insbesondere in Phasen von leichter (situativer) Desorientierung oder möglicher Verwirrtheit erschien, die Maßnahme des Bettseitenteilhochziehens zwar auf den ersten Blick als mildes Mittel zielführend, aber bei sich verbessernder Mobilität bestünde auch die Gefahr, dass der alte Herr sich über das Bettseitenteil hinweg versuchen würde aus dem Bett zu befreien, ohne Hilfe über die Klingelanlage einzufordern.

In Anbetracht seiner durchaus verständigen Äußerungen beschlossen wir also, dass das Bettseitenteil heruntergelassen bleibt und nur dann hochgezogen wird, wenn er es selbst wünscht. Hierzu sollte er dann auch die schriftliche Einwilligung geben. Wir vereinbarten darüber hinaus, dass zusätzlich – für den Fall, dass er einmal „etwas durcheinander ist und vergisst, nach Hilfe zu klingeln" – eine Kontaktmatte vor das Bett gelegt wird, die beim Berühren den „vergessenen" Klingelruf auslöst.

Nach drei Tagen Erprobung erhielt ich die telefonische Benachrichtigung, dass der Herr sich an die Vereinbarungen halte. Sollte sich sein kognitiver Zustand wieder verschlechtern, müssten erneut Anordnungen von Seiten des Vorsorgebevollmächtigten erfolgen und/oder nach Lösungen gesucht werden, um seinem Freiheitsdrang möglichst weit entsprechen zu können.

In einem weiteren Fall ging es um die Genehmigung des Hochziehens von Bettseitenteilen sowie der Anbringung eines Stecktisches im Rollstuhl. Bei meinem Besuch war neben der Pflegedienstleiterin und einer examinierten Altenpflegerin auch der Vorsorgebevollmächtigte zugegen. Der Herr war inkontinent und hatte aufgrund eines Harnverhalts einen transurethralen Katheter erhalten. Ferner litt er an einer ausgeprägten Herzschwäche, Bluthochdruck und einer Schilddrüsenunterfunktion. Eine Demenz-Diagnose war nicht gestellt.

Er konnte einen Transfer vom Bett in den Rollstuhl nicht mehr ohne die Assistenz von zwei Hilfspersonen durchführen und nicht mehr gehen oder frei stehen. Im Rollstuhl sitzend konnte er nicht lange aufrecht sitzen, sondern rutschte immer wieder mit dem Gesäß nach vorne, was er als sehr unangenehm empfand. Aus diesem Grund wurde auf Anregung des Vorsorgebevollmächtigten und mit Einwilligung des Betroffenen ein Sitzgurt angebracht, der seine Sitzphysiologie deutlich verbesserte und den auch selbst lösen konnte.

Auch bevorzugte er es, wenn Alltagsutensilien (Trinkgefäße, Zeitung, Brille etc.) sich stets in seinem unmittelbaren Zugriffsbereich befindet. Daher ließ er sich gerne den Stecktisch am Rollstuhl anbringen. Diese Maßnahmen fanden nicht nur seine ausdrückliche Zustimmung, sondern dienten ganz klar der Verbesserung seiner Lebensqualität und hatten darüber hinaus therapeutische Funktion und waren nicht als Bewegungseinschränkung zu bewerten.

Er saß bei hochgezogenem Bettseitenteil in seinem Bett und konnte allen Gesprächen gut folgen, wirkte vollkommen orientiert und konnte klare Aussagen zum Thema machen. Er konnte mir die Bedienung der Rufanlage zeigen und bekundete mir gegenüber sein Einverständnis, dass das Bettseitenteil hochgezogen ist; er könne ja, wenn er heraus wolle, die Schwester per Klingelruf herbeirufen.

Laut der Pflegekräfte zeigte er zwar gelegentlich Anzeichen von Desorientierung, sei aber im Grunde immer verständig und kooperativ. Das Hochziehen der Bettseitenteile entspreche seinem Wunsch. Er warf im Gespräch ein, dass er ja mal „schlecht träumen" könne und dann wolle er nicht vor dem Bett liegen. Vor dem Hintergrund der nicht unerheblichen Sturzgefahr erschien die Maßnahme des Bettseitenteilhochziehens durchaus zielführend. Eine richterliche Genehmigung für die Maßnahmen des Hochziehens von Bettseitenteilen musste aus meiner Sicht nicht erfolgen, da der Betroffene durchaus selbst noch einwilligungsfähig war und diese Maßnahmen ausdrücklich begrüßte bzw. selbst anordnete.

Ich regte an, dass der Bewohner die Durchführung der Maßnahmen als von ihm selbst gewünschte dem Pflegepersonal schriftlich bestätigt. Den Vorsorgebevollmächtigten machte ich darauf aufmerksam, dass er dann das Amtsgericht wieder um Genehmigung bittet, wenn der Herr tatsächlich einwilligungsunfähig erscheint und/oder sich gegen die Maßnahmen ablehnend verhalten sollte.

> **Die nachlassende oder eingeschränkte Kognition bedeutet nicht zwangsläufig Einwilligungsunfähigkeit. Dies gilt es stets genau zu prüfen.**
Merke

6.4 Fehlender Bewegungsdrang oder völlige Immobilität

Bei einer schweren Form der Bettlägerigkeit, also in Fällen, in denen der Betroffene nicht mehr oder nur mit sehr großem Aufwand aus dem Bett transferiert werden kann und auch keinerlei Absichten und/oder Anstalten zeigt, sich fortzubewegen, ist nach entsprechender ärztlicher Attestierung keine richterliche Genehmigung erforderlich.

Leider reicht die bloße Einschätzung von Arzt und Pflegekräften den entsprechenden Prüfinstanzen für stationäre Pflege (Medizinischer Dienst der Krankenkassen – MDK, Heimaufsicht) nicht aus, so dass die Einrichtungen beim Betreuer um einen entsprechenden Antrag beim Amtsgericht nachsuchen. Durch das Einsetzen eines Verfahrenspflegers und die Anhörung durch das Gericht erfolgt dann ein entsprechender Negativbescheid. Dieser dient der

Rechtliche Absicherung

Einrichtung zur rechtlichen Absicherung und Bestätigung der Fachlichkeit und Rechtmäßigkeit der Maßnahme.

Viele bettlägerige Bewohner zeigen noch minimale Eigenbewegungen. Hier besteht die Gefahr, dass sie bei unwillkürlichen und unkontrollierten Bewegungen oder bei sogenannten 30- oder 90-Grad-Lagerungen aus dem Bett fallen können, was angesichts ihrer Unfähigkeit sich beispielsweise mit den Händen schützend abzustützen zu schwerwiegenden Verletzungen (Frakturen) führen kann. Hat der Betroffene nicht mehr die Kraft und das Koordinationsvermögen, um gar über das Bettseitenteil hinweg zu klettern, ist in so einem Fall das hochgezogene Bettseitenteil durchaus eine sinnvolle und fachlich adäquate Maßnahme, die *nicht* etwa aufgrund von Aufstehversuchen oder -absichten seitens des Betroffenen unternommen wird. Dies ist gelegentlich auch daran zu erkennen, dass keine Abpolsterung am Bettseitenteil vorgenommen werden muss.

Der Betroffene kann keine willkürlichen, kontrollierten und zielgerichteten Eigenbewegungen mehr durchführen und er ist krankheitsbedingt und angesichts des Allgemeinzustands nicht mehr in der Lage, dem natürlichen Freiheits- und Bewegungsdrang nachzukommen. Er zeigt darüber hinaus durch sein (kommunikatives) Verhalten keine entsprechenden Absichten. Eine richterliche Genehmigung des Bettgitterhochziehens ist in solchen Fällen angesichts des nicht erkennbaren Willens oder Wunsches der Betroffenen, das Bett verlassen zu wollen, also nicht erforderlich.

Fallbeispiel

Eine Bewohnerin eines Altenpflegeheims litt unter anderem an einer weit fortgeschrittenen Demenz und an einer Harn- und Stuhlinkontinenz. Ihr Allgemeinzustand hatte sich in den letzten Monaten verschlechtert und es waren umfangreiche Prophylaxen und pflegerische Maßnahmen erforderlich. Sie war in allen Belangen von Hilfe und Pflege vollständig abhängig, vollkommen immobil und konnte nur noch ganz selten und mit sehr großem Aufwand mit Hilfe eines elektrisch betriebenen Lifters in einen Duschstuhl transferiert werden, in dem sie aber gestützt und gehalten werden musste, da sie sonst unweigerlich herausgestürzt wäre. Sie befand sich in einer Phase einer schweren Form der Bettlägerigkeit und verbrachte 24 Stunden täglich im Bett, das tagsüber in eine sogenannte „Pflege-Oase" gefahren wurde.

Sie zeigte insbesondere in den oberen Extremitäten ausgeprägte Kontrakturen und war nicht mehr bewusst in der Lage, sich mit den Händen zu halten, abzustützen oder in irgendeiner Weise zielgerichtet zu hantieren. Im Bett liegend zeigte sie keinerlei Absichten das Bett verlassen zu wollen. Sie hatte dazu nicht mehr die Kraft und das Koordinationsvermögen, um gar über das Bettgitter hinweg zu klettern. Im Gegenteil: Es mussten Umlagerungen, die sie selbst nicht mehr durchführte, vorgenommen werden, um weitere Schäden zu vermeiden. Gerade bei Seitenlagerungen bestand noch die Gefahr, dass sie aufgrund geringster Eigenbewegungen aus dem Bett zu fallen drohte.

In diesem Fall war das hochgezogene Bettseitenteil eine sinnvolle und fachlich adäquate Maßnahme, die nicht etwa aufgrund von Aufstehversuchen seitens der Patientin gewählt wurde. Weitergehende Maßnahmen als das Hochziehen der Bettseitenteile waren nicht erforderlich und wurden auch von Angehörigen und dem Pflegepersonal nicht erwogen. Sie konnte willkürliche, kontrollierte und zielgerichtete Eigenbewegungen nicht mehr durchführen. Sie schien das Bettgitter nicht mehr bewusst wahrzunehmen. Auch konnte sie eine Rufanlage aufgrund der motorischen und kognitiven Einschränkungen nicht mehr nutzen. Solange noch kleinste Eigenbewegungen (Reflexe, Spastiken) im Bett von Seiten der Patientin erfolgten, war das Hochziehen der Bettseitenteile als reine Vorsichtsmaßnahme zur Vermeidung von Stürzen aus dem Bett insbesondere im Kontext notwendiger Lageveränderungen durch das Pflegepersonal gerechtfertigt.

Entsprechend war eine richterliche Genehmigung im konkreten Fall und angesichts der fast völligen Bewegungsunfähigkeit und des nicht erkennbaren Willens oder Wunsches von der Patientin, das Bett verlassen zu wollen, nicht erforderlich.

Die Maßnahmen zur Sturzprophylaxe waren bei einer anderen Bewohnerin fachgerecht, verhältnismäßig und im Zuge ihres Krankheitsbildes medizinisch geboten. Die ältere Dame litt unter anderem an einer Herzschwäche, an einer weit fortgeschrittenen Demenz, an einer Osteoporose und an einer Harn- und Stuhlinkontinenz. Eine zielführende Kommunikation war nicht mehr möglich. Wenn sie sprach, waren nur noch Bruchstücke ihrer Muttersprache Polnisch zu verstehen.

Umfangreiche Prophylaxen hinsichtlich Dekubitus, Kontrakturen, Dehydratation und Sturz sowie weitreichende pflegerische Maßnahmen waren erforderlich. So mussten Getränke und Essen stets gereicht werden. Sie war in allen Belangen von Hilfe und Pflege vollständig abhängig. Sie war fast völlig immobil und konnte nur mit großem Aufwand mit einem Lifter für ein paar Stunden in den Rollstuhl transferiert werden, wo keinerlei sturzsichernden oder fixierenden Maßnahmen vorgenommen werden mussten, da sie ruhig und fast unbeweglich darin verweilte.

Beim Liegen im Bett zeigten sich noch minimale Eigenbewegungen. Hier bestand die Gefahr, dass sie bei unwillkürlichen und unkontrollierten Bewegungen *unbeabsichtigt* aus dem Bett fällt, was in Anbetracht ihrer Osteoporose und angesichts ihrer Unfähigkeit sich mit den Händen schützend abzustützen möglicherweise zu schwerwiegenden Verletzungen (Frakturen) führen würde. Hier wurde beim Ruhen im Bett das Bettseitenteil hochgezogen, der dann ein Herausfallen verhinderte. Ein Abpolstern der Seitenteile war nicht erforderlich. Im Bett liegend zeigte sie bis dahin keinerlei Absichten das Bett verlassen zu wollen. Auch schien sie das Bettseitenteil gar nicht wahrzunehmen. Außerdem war sie sowohl motorisch wie kognitiv nicht mehr in der Lage, eine Klingelanlage zu bedienen. Daher mussten regelmäßige Kontrollgänge erfolgen.

Der Betroffenen war es also motorisch nicht mehr möglich, deutliche Lageveränderungen vorzunehmen, daher mussten (im Gegenteil) von Seiten des Pflegepersonals zur Verhinderung beispielsweise von Druckgeschwüren regelmäßige Lagerveränderungen vor allem im Bett vorgenommen werden. Die Dame selbst veränderte also ihre Lage nicht oder nur sehr wenig. Sie war krankheitsbedingt und angesichts des Allgemeinzustands nicht mehr in der Lage, dem natürlichen Freiheits- und Bewegungsdrang nachzukommen. Sie zeigte darüber hinaus auch durch ihr (kommunikatives) Verhalten nicht mehr die entsprechenden Absichten. Auch waren sowohl verbale wie nonverbale Abwehrreaktionen gegen das Bettgitter nicht zu erkennen.

Mildere Mittel und Alternativen wurden diskutiert, aber verworfen, weil sie keinerlei Vorteile gegenüber der gewählten und bewährten Maßnahme boten. Eine richterliche Genehmigung musste in diesem Fall nicht erfolgen, da es sich bei der durchgeführten Maßnahme nicht um freiheitsberaubende oder bewegungseinschränkende, sondern lediglich um eine pflegefachlich gebotene, medizinisch notwendige, protektive Maßnahme handelte, die den verbliebenen Bewegungsdrang der Frau keineswegs einschränkte.

> **Intrinsische Bewegungsunfähigkeit erfordert keine richterliche Genehmigung, aber eben diese gilt es gegenüber Prüfinstanzen darzulegen.**

Merke

6.5 Wann muss richterlich genehmigt werden?

Das Gesetz (§ 1906 Abs. 4 BGB) besagt, dass eine FEM dann genehmigungspflichtig ist, wenn sie „über einen längeren Zeitraum" oder „regelmäßig" erfolgt. Nun hat der Gesetzgeber nicht näher definiert, was beispielsweise ein **längerer Zeitraum** ist. Als Faustregel hat sich zwar die Formulierung durchgesetzt, dass nach 24 Stunden von einem längeren Zeitraum gesprochen werden könne, aber hier kommt es immer wieder auf die konkreten Umstände an. Ist absehbar, dass die Maßnahme (FEM) wieder abgesetzt werden kann, weil sie nur im **unvorhersehbaren Akutfall** notwendig erscheint, weil beispielsweise ein Bewohner während eines fieberhaften Infekts vorübergehend delirant ist oder infolge einer Epilepsie unkontrollierte und potenziell selbstverletzende Aktionen durchführt, dann muss nicht sogleich an eine richterliche Genehmigung gedacht werden. Es sei denn, die Verwirrtheit des Bewohners mit entsprechend großem Gefahrenpotenzial verläuft chronisch und erscheint irreversibel.

Längerer Zeitraum

Regelmäßigkeit im Sinne des Gesetzes liegt erst vor, wenn geplant und vorher- und absehbar fixiert wird. Es liegen also klare Anhaltspunkte vor, deren Eintreten sehr wahrscheinlich ist. Wird ein Bewohner wegen seines Laufdrangs zu den Mahlzeiten regelmäßig an einem Stuhl oder Rollstuhl fixiert, besteht demnach Genehmigungspflicht.

Regelmäßigkeit

Erfolgt die Maßnahme hingegen ad hoc oder einmalig für einen relativ kurzen Zeitraum, quasi situativ, muss keine Genehmigung durch das Amtsgericht eingeholt werden. Man kann sagen, dass solche Maßnahmen, wenn sie zwar gelegentlich angewendet werden, aber nicht die Kriterien von Vorhersehbarkeit und Planbarkeit aufweisen und wenn sie relativ selten und nur kurz erfolgen, nicht dem Amtsgericht mitgeteilt werden müssen. Gleichwohl ist von den Pflegekräften immer eine ärztliche Anordnung in Form eines Attests einzuholen.

Situativ

Fallbeispiel

Im Fall einer oligophrenen Heimbewohnerin war eine richterliche Genehmigung für das Anbringen eines Sitzgurts im Rollstuhl sowie für das zeitweise Anbringen eines Stecktisches bzw. eines Brustgurts nicht erforderlich, da sie durchaus noch in der Lage war, die Sinnhaftigkeit dieser Maßnahme einzuschätzen und ihren Willen auszudrücken.

Den Sitzgurt konnte sie selbst lösen und der Brustgurt wurde nicht über einen längeren Zeitraum oder regelmäßig angebracht; zudem geschah dies mit ihrem Einvernehmen.

Zwar war die Frau aufgrund ihrer Erkrankungen (Oligophrenie und epileptische Anfälle) kognitiv und kommunikativ stark eingeschränkt, aber ich hatte den Eindruck, den mir der anwesende Pfleger bestätigte, dass sie durchaus nachvollziehen konnte, was mit ihr geschieht und dass sie ihre Bedürfnisse klar formulieren konnte. Ferner zeigte sie bei therapeutischen Maßnahmen in aller Regel Einverständnis und folgte den Anweisungen adäquat. Zumindest eine Teil-Einwilligungsfähigkeit (abgesehen von Phasen epileptischer Anfälle) schien mir in diesem Fall gegeben. Allein aus diesem Grunde sollte keinerlei richterliche Genehmigung notwendig werden.

Die Frau befand sich in einem Stadium der „Immobilität im Raum" nach Prof. Zegelin; das heißt, dass sie mit dem Rollstuhl noch passabel mobil war. Sie konnte beispielsweise in meiner Anwesenheit die Rollstuhlbremsen selbstständig lösen und sie fuhr – mit den Füßen am Boden tippelnd – auf meine Bitte hin in ihr Zimmer.

Die Transfers in den Rollstuhl oder auf die Toilette erfolgten in der Regel mit einer Hilfsperson, da eine hohe Sturzgefahr bestand. Sie konnte Ruf- bzw. Klingelanlagen adäquat nutzen, um sich Hilfe einzufordern.

Zu den Mahlzeiten wurde gelegentlich ein Stecktisch mit ihrem Einvernehmen angebracht, der eindeutig therapeutische Funktion hatte und den sie bei guter Tagesform auch selbst entfernen konnte. Dieser verbesserte sichtlich ihre Sitzposition, so dass sie Nahrung besser aufnehmen konnte.

Gelegentlich zeigte sie eine Haltungsschwäche und fiel dann nach vorne auf die Tischplatte. Nur in diesen seltenen Fällen wurde dann für einen Zeitraum von ein bis drei Stunden der Brustgurt angebracht, was zudem mit ihrem Einvernehmen geschah. Diese Maßnahme kam also nur ausnahmsweise und über einen kurzen Zeitraum, also nicht regelmäßig oder länger dauernd, zur Anwendung. Ich wies die Pflegenden darauf hin, dass solche Einzelfälle gut zu dokumentieren seien.

Es handelte sich bei den gewählten Maßnahmen eindeutig um therapeutisch sinnvolle und mit dem Einvernehmen der Betroffenen gewählte Maßnahmen, die darüber hinaus nicht regelmäßig oder über längere Zeiträume bzw. geplant erfolgten oder die sie meistens selbst zurück nehmen könnten. Insofern handelte es sich bei diesen Maßnahmen nicht um freiheits- oder bewegungseinschränkende, sondern im Gegenteil um aktivitäts- und mobilitätsfördernde und gleichzeitig sturzprophylaktisch wirksame Maßnahmen, die der richterlichen Genehmigung nicht bedurften.

> ❯ **Erfolgt eine FEM ad hoc, situativ und ungeplant und darüber hinaus** nicht **über einen längeren Zeitraum oder regelmäßig, zum Beispiel aufgrund einer wiederholt beschreibbaren Situation, also absehbar wiederkehrend, handelt es sich in der Regel nicht um eine genehmigungspflichtige FEM. Der Einzelfall sollte aber nach Möglichkeit extern abgeklärt werden.**

Merke

6.6 **Ambulanter Bereich**

Beispiel

Ihr Hausarzt möchte Ihnen ein Medikament verschreiben, beispielsweise ein Beruhigungsmittel. Sie willigen darin ein und beschaffen sich das entsprechende Medikament in der Apotheke. Es steht Ihnen danach also frei, der Arztempfehlung Folge zu leisten oder nicht. Sie können das Medikament als freier Mensch jederzeit absetzen. Zwanzig oder dreißig Jahre später leiden Sie an Alzheimer-Demenz. Sie sind unruhig und möglicherweise gefährden Sie sich selbst oder andere Menschen durch Ihr Verhalten. Nun verstehen Sie nicht mehr, was ein Beruhigungsmittel ist und können auch nicht den Erläuterungen bezüglich Wirkung, Einnahme und mögliche Nebenwirkungen des Medikaments folgen.

Vielleicht befinden Sie sich gar in einer stationären Einrichtung. Die Pflegekräfte erleben Sie täglich hautnah und sie werden dem Hausarzt im Rahmen der Visite Ihr Verhalten schildern. Der Hausarzt möchte ein Beruhigungsmittel verschreiben. Was ist hier anders? Was müssen die Beteiligten beachten?

Beispiel

Leider bleibt es zwischen einer Aushandlung der „Therapieempfehlung" (= Medikament) bei diesen beiden Beteiligten. Kann aber ein Mensch aufgrund einer demenziellen Erkrankung nicht mehr selbst in die Maßnahme einwilligen, dann muss entsprechend der Gesetzeslage jemand anderes einwilligen; jemand, der rechtlich dazu befugt ist. In Deutschland gibt es hier **zwei Varianten:**

- Entweder ist von Seiten eines Betreuungsgerichts ein Betreuer bestellt oder

— Sie haben vor Eintreten Ihrer Demenzerkrankung in Form einer Vorsorgevollmacht jemanden benannt, der befugt ist in Ihrem Namen (und in Ihrem Sinne) einzuwilligen.

Derjenige muss dann vom Arzt oder der Pflegefachkraft hinzugezogen und über die Wirkweise des Medikaments aufgeklärt werden und hierzu schließlich auch (schriftlich) einwilligen.

Die Praxis sieht häufig leider anders aus. Manche Angehörige wissen nicht, wenn sie als Vorsorgebevollmächtigte oder Betreuer eingesetzt sind, dass sie hier eine Verpflichtung haben, das Recht des demenzkranken Menschen zu vertreten. Daher müssen Ärzte und Pflegekräfte bei jeder medizinisch notwendig erscheinenden Maßnahme, wozu auch die Medikamentengabe zählt, immer den Betreuer oder Vorsorgebevollmächtigten möglichst vor der ersten Applikation informieren und um dessen Einwilligung bitten. Zweifellos ein bürokratischer und zeitlicher Aufwand.

In diesem Zusammenhang geht es eben darum, dass nicht über den Kopf des Menschen mit Demenz hinweg Entscheidungen getroffen werden, die er vielleicht bei Einwilligungsfähigkeit so nicht mitgetragen hätte. Dem Betreuer oder Vorsorgebevollmächtigten obliegt nämlich die Aufgabe, stets im Sinne oder gemäß dem mutmaßlichen Willen des Betroffenen zu entscheiden. Grundsätzlich sollten daher Pflege- und Betreuungseinrichtungen darauf achten und in entsprechenden Standards festlegen, dass sicher gestellt wird, dass bei Entscheidungen zu Maßnahmen der Gesundheitsfürsorge stets und zeitnah die gesetzlichen Vertreter eingebunden werden. Dies gilt sowohl für die Vergabe von Medikamenten als auch im Hinblick auf freiheits- oder bewegungseinschränkende Maßnahmen.

Immer häufiger taucht die Frage auf, inwieweit ambulante Dienste FEMs durchführen dürfen bzw. ob eine richterliche Genehmigung im ambulanten Bereich einzuholen ist. Zwar legt die Rechtsprechung die Vermutung nahe, dass die richterliche Genehmigung von freiheitseinschränkenden Maßnahmen nur für stationäre Einrichtungen relevant sei, aber der Paragraph 1906 BGB ist da weniger eindeutig.

Rechtsgrundlage

„(1) Eine Unterbringung des Betreuten durch den Betreuer, die mit Freiheitsentziehung verbunden ist, ist nur zulässig, solange sie zum Wohl des Betreuten erforderlich ist, weil

1. auf Grund einer psychischen Krankheit oder geistigen oder seelischen Behinderung des Betreuten die Gefahr besteht, dass er sich selbst tötet oder erheblichen gesundheitlichen Schaden zufügt, oder

2. zur Abwendung eines drohenden erheblichen gesundheitlichen Schadens eine Untersuchung des Gesundheitszustands, eine Heilbehandlung oder ein ärztlicher Eingriff notwendig ist, ohne die Unterbringung des Betreuten nicht durchgeführt werden kann und der Betreute auf Grund einer psychischen Krankheit oder geistigen oder seelischen Behinderung die Notwendigkeit der Unterbringung nicht erkennen oder nicht nach dieser Einsicht handeln kann.

(4) Die Absätze 1 und 2 gelten entsprechend, wenn dem Betreuten, der sich in einer Anstalt, einem Heim oder einer sonstigen Einrichtung aufhält, ohne untergebracht zu sein, durch mechanische Vorrichtungen, Medikamente oder auf andere Weise über einen längeren Zeitraum oder regelmäßig die Freiheit entzogen werden soll."

Doch was ist eine „sonstige Einrichtung"? Dies kann die häusliche Umgebung sein, die Merkmale einer „Einrichtung" aufweist wie:

- ein professioneller Pflegedienst führt die Pflege durch
- die „Einrichtung" verfügt über ein Pflegebett und weist ähnliche Versorgungsstrukturen wie in einem Heim auf.

Zumindest der **Pflegedienst** braucht dann für die Anordnung durch den Betreuer, der oft der im Haushalt lebende Angehörige ist, die richterliche Genehmigung des Betreuungsgerichts. Sind die Kriterien der Einwilligungsunfähigkeit des Betroffenen und der rechtfertigende Notstand bei Ausschluss von Alternativen (!) erfüllt, muss beim Betreuungsgericht die Genehmigung der Maßnahme erbeten werden. Spätestens im Zuge der Qualitätsprüfung durch den MDK steht hier auch der ambulante Pflegedienst unter Rechtfertigungsdruck.

Ambulante
Pflegedienste

So kann also die Aufforderung eines Vorsorgebevollmächtigten oder Betreuers an den Pflegedienst, die Wohnungstür (auch zeitweise) derart abzuschließen, dass der Patient/Angehörige die Wohnung nicht verlassen kann, oder ihm ein stark sedierendes Medikament zu verabreichen, durchaus richterlich genehmigungspflichtig sein.

Der Pflegedienst hat natürlich im Rahmen seiner pflegefachlichen Überlegungen klar zu stellen, ob es mildere Mittel oder Alternativen gibt; zumal sich ja gegebenenfalls neue Gefahrensituationen (Brandfall etc.) auftun können. Er müsste zusammen mit dem Bevollmächtigten beraten, was getan werden kann, und ihn im Falle von notwendig erscheinender FEM auf die Rechtslage hinweisen. Diese Beratung ist im Übrigen per se pflegefachlich geboten.

Anders verhält es sich bei Patienten, die **zu Hause** ausschließlich von den Angehörigen, die zugleich vorsorgebevollmächtigt oder Betreuer sein können, versorgt werden und Pflegegeld erhalten. Möglicherweise bleiben daher gelegentlich Formen häuslicher Gewalt unerkannt.

Häusliche Umgebung

> **Wichtig**
> **Pflegedienste müssen sicherstellen, dass die gesetzlichen Vertreter bei Menschen ohne Einwilligungsfähigkeit zeitnah über die Vergabe von Medikamenten oder die Durchführung therapeutischer, vorsorglicher oder intervenierender Maßnahmen unterrichtet und um Einwilligung gebeten werden. Auch im ambulanten Bereich obliegen den Pflegediensten neben den Sorgfalts- und Durchführungspflichten Dokumentations- und Beratungspflichten, die die Gesetzeslage zum Thema FEM einschließt.**

Merke

6.7 Welche Informationen und Dokumente braucht der Verfahrenspfleger?

Der Verfahrenspfleger muss Akteneinsicht nehmen; diese ist ihm auch von allen Beteiligten zu gewähren. Zwar sollte die Pflegedokumentation aussagekräftig sein, was sie aber aus ganz unterschiedlichen Gründen nicht immer ist, so dass er sich durch gezieltes Fragen und Nachfragen ein umfassendes Bild machen muss. Schließlich ist er gut beraten, sich insbesondere im Hinblick auf die Einwilligungsfähigkeit und den Mobilitätsstatus ein eigenes Urteil zu bilden.

Wichtige Punkte

Auf jeden Fall benötigt der Verfahrenspfleger zu folgenden Punkten **Auskunft oder Akteneinsicht.**

- Ärztliche Diagnosen und Pflegediagnosen/Risiken
- Medikamente (Blick auf „chemische Fixierung")
- Sturz-Ereignisse, Hinlauf-Ereignisse
- Ärztliches Attest
- Einwilligungsfähigkeit – eigene Einschätzung
- Kognitiver und kommunikativer Status – Hilfe erbitten, Klingel bedienen
- Mobilitätsstatus (Kraft)

- Immobilitätsphasen
- Verhalten (Willen)
- Bisherige Reflexionen und Alternativen speziell bei ablehnendem Verhalten

Diese **Dokumente oder Informationen** sollten den Mindeststandard darstellen:

- Ärztliches Attest: Aktualität, Begründung, Aussage zur Einwilligungsfähigkeit
- Ärztliche Diagnosen: Demenz, Depression, Parkinson, Osteoporose, Apoplex, Delir
- Mobilitäts-Status: Phase, Transfers, Selbstständigkeiten, Ressourcen
- Medikamente: Psychopharmaka
- Sturzereignisse und Fixierungsprotokolle: Pflegeberichte

Sollte sich unter den Unterlagen kein ärztliches Attest befinden, ist es Aufgabe des Verfahrenspflegers hier nachzuhaken; bei Vorliegen ist die Aktualität zu überprüfen. Gelegentlich muss darauf gedrängt werden, dass das Attest zeitnah eingeholt wird. In sehr seltenen Fällen kann es ratsam erscheinen oder sogar geboten sein, dass der Verfahrenspfleger selbst Kontakt mit dem behandelnden Hausarzt oder dem Facharzt (Neurologe, Psychiater) aufnimmt.

- **Diagnosen**

Bestimmte Diagnosen und/oder Medikamente beeinflussen mögliche Bewertungen im Zuge der Entscheidungsfindung für die richtige und geeignete Maßnahme.

Eine Parkinsonerkrankung oder bestimmte neurologische Erkrankungen und noch nachhaltiger eine Osteoporose sollten berücksichtigt und besonders gewürdigt werden. Bei Osteoporose ist das Risiko von Folgeschäden bei einem ersten Sturz besonders hoch. Ähnlich gefahrenerhöhend wirkt es sich aus, wenn der betroffene Bewohner blutverdünnende Medikamente wie Marcumar einnehmen muss.

Weitere Diagnosen beeinflussen die Ausgestaltung der Stellungnahme. Bei einer **Demenz** ist allerdings nicht allein die Diagnose, sondern darüber hinaus das Stadium oder die Phase der Demenzerkrankung zu berücksichtigen. Eine Person im Anfangsstadium der Demenz kann unter bestimmten Umständen sehr wohl einwilligungsfähig sein. Der Verfahrenspfleger sollte sich hierzu im Gespräch mit

Dokumente oder
Informationen

dem demenzkranken Bewohner ein Bild vom kognitiven Status machen. Im Zweifel gilt hier die Aussage des ärztlichen Attests. Neben den Fragen nach zeitlicher, örtlicher, personeller und situativer Orientierung gilt es zu klären, ob der Bewohner kognitiv in der Lage ist, eine Signal- bzw. Hilferufanlage (Klingelanlage) zielführend zu bedienen.

Von ebenso großer Bedeutung sind Psychopharmaka. Vor allem Neuroleptika haben Nebenwirkungen, die die Bewegungsfähigkeit deutlich (negativ) beeinflussen können. Ein genaueres Hinsehen ist besonders dann angezeigt, wenn verordnete Neuroleptika im konkreten Fall nicht mit einer nachvollziehbaren Diagnose (Delir, Psychose) korrespondieren. Aber auch **Antidepressiva** und **Tranquilizer** sollten hinterfragt werden. An dieser Stelle zeigt sich, dass Kenntnisse und Erfahrungen aus dem medizinisch-pflegerischen Bereich für den Verfahrenspfleger von großem Vorteil sind.

▪ Sturzereignisse im Vorfeld

Ferner muss der Verfahrenspfleger prüfen, ob sich bereits Stürze oder Hinlaufereignisse ereignet haben und in welcher Häufigkeit oder in welchem Rhythmus sie aufgetreten sind, um daraus Rückschlüsse ziehen zu können.

Ob er tatsächlich das hochgezogene Bettseitenteil (auch bei einem unterstellten mutmaßlichen Willen) jederzeit toleriert oder akzeptiert, gilt es gezielt zu erfragen. Im Zweifel kann es ratsam sein, die Pflegeberichte insbesondere des Nachtdienstes nach entsprechenden Hinweisen zu untersuchen.

▪ Tatsächliches Verhalten

Entscheidend ist das tatsächliche Verhalten des Bewohners. Zeigt er Abwehrverhalten gegenüber den hochgezogenen Bettseitenteilen, zum Beispiel in der Form, dass er Versuche unternimmt, darüber hinweg zu steigen, sollte über Alternativen nachgedacht werden.

▪ Beweglichkeit und Mobilität

Entscheidend sind Aussagen in Bezug auf den Mobilitätsstatus:

— Kann der Bewohner noch sicher gehen?
— Wie weit kann er gehen?
— Braucht er sichernde Begleitung?
— Ist er auf ein Hilfsmittel angewiesen?

- Kann er mit dem Rollstuhl noch einen bestimmten Bewegungsradius erreichen?
- Kann er tippeln oder die Rollstuhlräder bedienen?
- Kann er noch stehen?
- Braucht er Hilfe bei Transfers?
- Wie und durch wen werden die Transfers durchgeführt?
- Hat er Kraft und Koordinationsvermögen, um über hochgezogene Bettseitenteile zu steigen?
- Fördert die „freiheitseinschränkende" Maßnahme vielleicht die Beweglichkeit im Rahmen der noch vorhandenen Ressourcen? (Bettseitenteile zum Festhalten beim Drehen, Sitzgurt zur Verbesserung der Sitzposition und Fortbewegung des Rollstuhls usw.)

Um im Zuge der Entscheidungsfindung eine gemeinsame Sprache mit den Pflegekräften zu sprechen und/oder weiterzuentwickeln, sollten die Empfehlungen und Ergebnisse aus dem Expertenstandard „Erhaltung und Förderung der Mobilität" berücksichtigt werden. Auch die Orientierung an den Immobilitätsphasen nach Zegelin kann eine gemeinsame Verständigungsbasis darstellen. Nicht zuletzt muss der Verfahrenspfleger Ergebnisse von Fallbesprechungen würdigen. Hieraus kann er erkennen, ob bereits Alternativen – wenn nicht erprobt – wenigstens reflektiert wurden.

> **Der Verfahrenspfleger ist in erster Linie dem Wohl des Betroffenen verpflichtet. Daher braucht er zu einer sachgerechten Stellungnahme vielfältige Informationen, um die Angemessenheit der getroffenen Maßnahmen und die Erforderlichkeit einer amtsrichterlichen Genehmigung darlegen zu können.**
　　　　　　　　　　　　　　　　　　Merke

Weiterführende Literatur

Meyer G (2018) Auf dem Rückzug. Die Schwester/Der Pfleger 57(4): 28–29

Hilfen zur Entscheidungsfindung

© Springer-Verlag GmbH Deutschland, ein Teil von Springer Nature 2019
M. Thomsen, *Fixierungen vermeiden*, https://doi.org/10.1007/978-3-662-57552-9_7

Um die Notwendigkeit einer freiheitseinschränkenden Maßnahme zu konstatieren, sind als Einflussgrößen bei der Entscheidungsfindung also stets folgende Punkte zu klären (◘ Tab. 7.1):

- kognitiver Status (Einwilligungsfähigkeit)
- (mutmaßlicher) Wille
- Mobilitätsstatus
- tatsächliches Verhalten

Wie kann eine personengerechte Würdigung gelingen?

In der Gesamtschau dieser sich teilweise ergänzenden oder beeinflussenden Aspekte (◘ Abb. 7.1, ◘ Tab. 7.2) kann eine personengerechte Würdigung des konkreten Falls gelingen. Entscheidend wird am Ende sein, inwieweit alle Betroffenen eine gemeinsame Entscheidung finden, die dem vermeintlichen Willen des von einer Freiheitseinschränkung

7

◘ Tab. 7.1   Einflussgrößen bei der Entscheidungsfindung

Kognitiver Status	**Mutmaßlicher Wille**
– Einwilligungsfähigkeit (auch zeitweise) und Orientierung: Ist der Betroffene einwilligungsfähig? Ist er orientiert? – Demenz und psychische Erkrankung Mini-Mental-Status Demenzphase – Kann er die Klingel benutzen? – Kann er Wünsche und Bedürfnisse adäquat äußern?	– Lebensgeschichtliche Daten: Lassen sich in der Lebensgeschichte Hinweise finden, ob eine Einwilligung gegeben sein könnte? – Was könnte auf eine Einwilligung hindeuten? – Vollmachten und Patientenverfügung: Hatte der Betroffene schon einmal (schriftlich) eingewilligt?
Mobilitätsstatus	**Tatsächliches Verhalten**
– Medizinische Diagnosen, Medikamente und Funktionseinschränkungen: Welche Diagnosen begründen gefährdende Situationen? Welche Medikamente haben Auswirkungen auf die Mobilität? – Wie sehen seine Bewegungsaktivitäten aus? Positionswechsel im Liegen (Bettlägerigkeit?) Kann er Bettgitter übersteigen? Sitzen im Stuhl oder Rollstuhl Transfer (Ortsfixierung?) Gehstrecke (Begleitung?) Hilfsmittelnutzung (Rollator, …) Mobilität im Rollstuhl (Radius?) Treppensteigen	– Umgebungsgestaltung und auslösende Faktoren: Gibt es Auslöser oder typische Zeitkorridore? – Verbales und Bewegungsverhalten: Äußert er sich ablehnend? Zeigt er Abwehrverhalten? Wie verhält sich der Betroffene? Macht er trotz Sturzgefahr und Hilfebedürftigkeit Aufstehversuche? – Besteht Hinlauftendenz? – Gefährdet er andere Menschen?

Anlass der erwogenen Maßnahmen:
□ Sturzgefahr / Selbstgefährdung   □ Hinlauftendenz
□ Aggressivität / Fremdgefährdung   □ ....

Ziele der Maßnahmen: ....

Einwilligungs(un)fähigkeit:
Demenz: ....Anderer Grund: ....
Phase der Demenz: □ Bedrohtes Ich   □ Verirrtes Ich   □ Verborgenes Ich   □ Versunkenes Ich
MMST: .... Punkte

Kognitiver Status:
Klingel-, Hilferuf möglich?   □ ja   □ nein

Mutmaßlicher Wille:
□ Patientenverfügung ....
□ Einwilligung vor (Demenz)Erkrankung? ....

□ **Abb. 7.1**   Checkliste

bedrohten Menschen am ehesten entspricht. Das Zünglein an der Waage wird wahrscheinlich immer das tatsächliche Verhalten des Betroffenen sein.

■ **Grundsätze:**

Bauchgurt im Bett:
- Immer mit Seiten- und Schrittsicherung sowie hochgezogenem Bettgitter entsprechend BfArM
- „Zwischenraum" fixieren

Bauchgurt im Stuhl oder Rollstuhl:
- Sollte nicht mehr zur Anwendung kommen
- Stattdessen Sitzgurtsysteme verwenden

Stecktisch:
- Sollte medizinisch indiziert sein, z. B. bei Hemiplegie
- Sollte nur zeitweise zur Anwendung kommen

Walker:
- Bei Bewohnern, die in die Ortsfixierung abzurutschen drohen und hoch sturzgefährdet sind
- Muss bei kognitiver Einschränkung (Unfähigkeit, den Bügel zu lösen) richterlich genehmigt werden
- Sollte bei unruhigen und mobilen Bewohnern nicht ohne Aufsicht verwendet werden

Grundsätzliche Hin
weise zur Anwendung
unterschiedlicher fr
eiheitseinschränkender
Maßnahmen

Überprüfung der Maßnahme: Evaluationstermin setzen!

◐ **Tab. 7.2** Zusammenfassende Übersicht orientiert am Mobilitätsstatus

Mobilitätsstatus	Detailfragen	Hinweise/Optionen
Nahezu bewegungs-unfähige Bewohner, die lediglich **unbe-absichtigt** herausrollen könnten (Bettlägerige)	☐ Wachkoma, Koma ☐ Hemiplegie ☐ Neglect ☐	Keine Genehmigung oder Alternativen: ....
Ruhige, einwilligungs-unfähige Bewohner mit guter Beweglichkeit	Zeigt kein Abwehrver-halten gegen Bettgitter	Bettgitter: Genehmigung erforderlich! Auf tatsächliches Verhalten achten!
Bewegungsunruhige Bewohner beim Liegen (keine Aufstehversuche, aber Rausfallen) Unfähigkeit zum selbst-ständigen Transfer (Ortsfixierte)	Zeigt Abwehrverhalten! ☐ Kann **nicht** über das Bettgitter ☐ Kann über das Bett-gitter	– Ursachen der Unruhe? – Bettgitter abpolstern – Niederflurbett mit Matratze vorm Bett – Nestbau – Geteilte Bettgitter – Safe Bag + Nutzung eines Rufsystems (Sensormatte)
Bewegungsunruhige Bewohner beim Liegen, die gezielte Aufstehver-suche unternehmen	Kein Bettgitter!	Niederflurbett + Nutzung eines Ruf-systems oder Bewegungsmelders
Bewohner kann nicht gehen Transfer nicht ohne Hilfe möglich Sitzt im Rollstuhl	Verkennt Situation Schätzt seine Kräfte falsch ein	Motivieren zum selbstständigen Bewegen des Rollstuhls 3-Schritte-Programm Sitzgurtsysteme Stecktisch bei Hemiplegie
Kann in Begleitung wenige Schritte gehen (sehr hohe Sturzgefahr)	Kann Rollator nicht nutzen	Sitzgurtsystem Walker
Gangunsicher und Sturzgefahr (Immobili-tät im Raum) Wegstrecke:	Bewohner klingelt nicht/vergisst zu klingeln	Geteilte Bettgitter evtl. Niederflurbett bei kleinen Perso-nen Rollator/Toilettenstuhl bereit stellen Lichtsensor bei Bewegung Kontaktmatte
Gangsicher und keine Sturzgefahr (Instabile)		Keine Genehmigung! Hilfsmittel bereit stellen Kontrollgänge vereinbaren

Serviceteil

Sachverzeichnis – 163

© Springer-Verlag GmbH Deutschland, ein Teil von Springer Nature 2019
M. Thomsen, *Fixierungen vermeiden*, https://doi.org/10.1007/978-3-662-57552-9

Sachverzeichnis